HEYNE BÜCHER

SACHBUCH

Karin Willen

VIREN

Die unsichtbaren Killer

Originalausgabe

WILHELM HEYNE VERLAG
MÜNCHEN

HEYNE SACHBUCH
Nr. 19/432

Redaktion: Michaela Spaar
Konzeption und Realisation: Christine Proske (Ariadne Buchproduktion)

Printed in Germany 1995
Umschlagillustration: dpa, Frankfurt
Umschlaggestaltung: Atelier Adolf Bachmann, Reischach
Satz: Kort Satz GmbH, München
Druck und Verarbeitung: Pressedruck Augsburg

ISBN 3-453-09710-6

Inhalt

I. Attacke aus dem Regenwald

Im Frühjahr 1995 stand in New York der Viren-Thriller »Hot-Zone« des amerikanischen Journalisten Robert Preston zum dreißigsten Mal auf der Bestsellerliste. Und in Europas Kinos gruselten sich Tausende von Kinogängern in dem reißerischen Film »Outbreak« von Wolfgang Petersen vor dem Killervirus. Hätte Schwester Floralba Rondi in der zairischen Provinzstadt Kikwit etwas davon mitbekommen, hätte sie ihrem fiebrigen Patienten vielleicht nicht so arglos in die blutunterlaufenen Augen geschaut. Doch die Nonne vom Missionsorden der Kleinen Armen Schwestern aus Bergamo behandelte den Sechsunddreißigjährigen wie die ungezählten anderen Fieberkranken, die sie in 43 Jahren im zentralafrikanischen Busch gepflegt hatte. Schließlich gehören in Zaire Malaria und andere fieberauslösende Krankheiten zum Alltag.

Erst als Schwester Floralba und ihre vier Mitschwestern selbst vom tödlichen Fieber heimgesucht wurden, ahnten sie, was amerikanische Wissenschaftler wenige Tage später der Welt mitteilten: Im 350-Betten-Spital von Kikwit übertraf die Wirklichkeit den Horrorfilm. »Ebola«, das aggressivste der bekannten Viren, war 20 Jahre, nachdem es erstmals isoliert wurde, wieder ausgebrochen.

Was Schwester Floralba nun mitmachte, hatte sie vorher hilflos bei ihren Patienten beobachten müssen: Ihre inneren Organe lösten sich unter Krämpfen und Zuckungen auf. Aus ihren Augen floß Blut, ihre Zunge schälte sich. Schließlich starb sie an inneren Blutungen.

Der aufopferungsvollen Nonne hätte das Wissen, um welchen tödlichen Erreger es sich handelte, in der kargen Missionsstation allerdings wenig genutzt. Sie tat ihren Dienst in der dritten Welt. Im Krankenhaus gab es keine virensicheren Raumanzüge oder Quarantänestationen. Die Schwestern hatten noch nicht einmal Gummihandschuhe. Auch sonst lief in Kikwit nichts so wie bei Dustin Hoffmans heldenhaftem Zelluloid-Kampf gegen das tödliche Grauen in den Vereinigten Staaten. Obwohl die amerikanischen Seuchenexperten des Center for Disease Control and Prevention (CDC) aus Atlanta, Georgia, sofort Alarm schlugen und die Regierung von Zaire versuchte, die Halbmillionen-Stadt hermetisch abzuriegeln, tauchte das Killervirus wenig später in zwei Krankenhäusern westlich und nordöstlich von Kikwit auf. Die schlecht bezahlten Soldaten hatten ihren mageren Sold aufbessern wollen und panisch Flüchtende gegen ein Bakschisch durch die Absperrung gelassen.

Der Killer aus dem afrikanischen Regenwald verschwand im Juni 1995 ebenso schnell, wie er schon in den siebziger Jahren gekommen und wieder abgetaucht war, ohne daß die eilends auf den Plan gerufenen Forscher aus Amerika, Südafrika und Europa den Überträger hätten ausfindig machen können. Doch das nächste Virus kommt bestimmt. Die Attacken dieser listigen Mikroben sind so alt wie die Menschheit selbst. Viren sind Parasiten. Sie ernähren sich nicht und scheiden nichts aus. Sie pflanzen sich nicht selbständig fort. Dennoch vermehren sie sich massenhaft – sobald sie ihren Wirt aufgespürt haben. Einmal in eine Zelle eingedrungen, übernehmen sie dort das Kommando und zwingen die Bio-Bausteine der Zelle, statt Zellprodukte neue Viren herzustellen. So unselbständig Viren sind, so lebensbedrohend können sie sein. Sie verhalten sich unberechenbar, verändern sich dauernd und schlagen immer wieder in neuem Gewand zu. Manche genetischen Veränderungen (Mutationen), wie die von Schnupfen-Viren (Rhino-Viren), erkennt die körpereigene Abwehr nach einer gewissen Zeit. Gegen andere Erreger wie das Aids-Virus oder den Killer Ebola ist sie machtlos.

Jahrtausendelang haben Viren Abermillionen von Menschen das Leben gekostet, ihr Vieh getötet und ihre Ernten vernichtet. Noch im Mittelalter brachen Seuchen in regelmäßigen Abständen über Europa herein: Neben Pest und Ruhr, die durch Bakterien verursacht wurden, forderten die Pocken Millionen von Todesopfern. Obrigkeit und Ärzte dämmten die ansteckenden Massenkrankheiten ein, indem sie Kranke absonderten, Wasserleitungen und Kanalisationen bauten sowie die Untertanen in Körperpflege unterrichteten. Obwohl sie die Verursacher – winzige, erst unter dem Elektronenmikroskop sichtbare Viren – gar nicht kannten. Selbst mit dem Eintritt in die Moderne, als naturwissenschaftliche Forschungen mehr Klarheit über Infektionen und ihre Bekämpfung brachten, hörten die Massenerkrankungen dennoch nicht auf. In den letzten beiden Jahrhunderten kamen Grippe, Aids und neuerdings noch andere tödliche Viruskrankheiten aus dem Regenwald dazu.

Derzeit scheint die dritte Welt der Hauptkampfplatz der Viren zu sein. Immer mehr Fachleute meinen, daß die tückischen Parasiten im Urwald lauern. So wie die Seuchen den Menschen früher durch Kriege, Handel und Verstädterung gefolgt sind, ebnen wir ihnen heute den Weg durch Monokulturen, Sextourismus, Tierhandel und Flugverkehr. Der Kampf zwischen Mensch und Virus tobt weiter. Seit der Entdeckung der Viren vor 100 Jahren schärft der Mensch seine Waffen unablässig.

II. Kampf mit ausgefeilten Strategien

1. Angreifer mit Tarnkappe: Was Viren sind

Sie bleiben unsichtbar, verhalten sich hinterhältig und nicht selten bösartig. Türklinken und Telefonhörer wimmeln von ihnen. Sie fliegen mit der Luft und werden durch Liebe übertragen. Sie schwimmen im Wasser und schweben in den Wolken. Jahrtausendelang kämpfte der Mensch gegen einen Feind, den er nicht sehen und erst dann fühlen konnte, wenn es meist zu spät war. Benennen konnte er ihn aber schon früh. Das lateinische Wort »virus« bedeutet nichts anderes als »Schleim« und »Gift«. Der Begriff mußte lange herhalten für jede Art von übertragbarem Krankheitsstoff, dessen Ursache man nicht kannte. Beobachtungen und Experimente nach der Methode »Versuch und Irrtum« galten als die Mittel des Menschen, sich des unsichtbaren Angreifers gegen seine Gesundheit zu erwehren.

Der britische Landarzt Edward Jenner führte Ende des 18. Jahrhunderts die Schutzimpfung gegen Pocken ein, ohne daß er sich über die Lebensweise des Erregers im klaren war. Noch ehe er wußte, gegen wen die Menschheit sich zu wehren und bislang schon so oft verloren hatte, entwickelte er eine Waffe, die dem Gegner seine Gefährlichkeit nahm. Dieses Verfahren ist in der Medizingeschichte keine Seltenheit. Oft kennt der Mensch das Gegenmittel, bevor er die Krankheit erklären kann. Auch Jenner erprobte, was die Zivilisation schon lange vor ihm gewußt und angewendet hatte. Aus den Geschwüren von Kranken übertrug man winzige Mengen des ansteckenden Stoffes auf Kinder, um sie so für den Kampf gegen richtige Infektionen stark zu machen. Es dauerte nach Jenners Tod jedoch noch knapp 100 Jahre, bis dem gezähmten Gegner ein Zipfel von seiner »Tarnkappe« heruntergerissen wurde.

Im Jahr 1892 vermutete der russische Botaniker Dimitri L. Iwanowski, daß die Tabak-Mosaik-Krankheit, welche die Blätter des Krautes mosaikartig verfärbt, von einem Keim herrührt, der kleiner ist als die damals schon bekannten, winzigen Bakterien. Der holländische Mikrobiologe Martinus W. Beijerinck, der fast zeitgleich mit Iwanowski der Tabak-Mosaik-Krankheit auf die Spur kommen wollte, dachte an einen lebenden flüssigen Ansteckungsstoff. Acht Jahre nach dessen Tod zerrten Forscher das Kleinstlebewesen im Jahre 1939 unter dem Elektronenmikroskop ans Licht. Der Feind im Innern der Tabakpflanze war ein winziges, stäbchenförmiges Gebilde, viel einfacher und kleiner als eine Bakterie, aber nicht flüssig.

Seit der Entwicklung des Elektronenmikroskops in den dreißiger Jahren wuchs das Wissen über Viren explosionsartig. Das revolutionäre Hilfsmittel bedient sich nicht des sichtbaren Lichts, sondern eines Elektronenstrahls, der durch Magneten gesammelt wird. Was früher nur bis zu zweitausendfach vergrößert gesehen werden konnte, war nun dreihunderttausendmal so groß. Viele neue Erreger fand und klassifizierte man auf diese Weise. Den Wissenschaftlern kommt das Recht zu, ihrer Entdeckung einen Namen zu geben. Dabei gehen die Forscher nicht gerade einheitlich vor. Das Ebola-Virus erhielt seinen Namen nach dem Zufluß des Kongo, an dessen Ufern es erstmals auftauchte. Seinem nahen Verwandten, dem Marburg-Virus, lieh eine deutsche Stadt den Namen, weil es dort zuerst Menschen dahinraffte. Andere Erreger werden nach der

Krankheit bezeichnet, die sie auslösen, wie etwa das Tabak-Mosaik-Virus, der Grippe-Erreger (lateinisch: influenza) oder das Polio-Virus, der Verursacher der Poliomyelitis, abgekürzt Polio, zu deutsch Kinderlähmung. Das HIV (Humanes Immundefizienz Virus) ist die abgekürzte Variante dieses Prinzips. Manche tragen wiederum den Namen ihres Entdeckers wie das Epstein-Barr-Virus; es ist der Verursacher des nach seinem Entdecker benannten Pfeifferschen Drüsenfiebers. Den bakterienfressenden Viren, den sogenannten Bakteriophagen, werden einfach Buchstaben-Zahlenkombinationen verpaßt.

Die Welt der Viren bildet einen eigenen Mikrokosmos. In Größe, Form und Aufbau zeigen sich die Keime unterschiedlich. Was sie bewirken, kann schön und skurril sein wie die »geflammten Farben« an Tulpenblüten, für die manche Holländer im 16. Jahrhundert ganze Vermögen opferten. Sie rufen harmlose Befindlichkeitsstörungen hervor, verursachen aber auch qualvolles Sterben. In einem unterscheiden sie sich unterdessen nicht: in dem Mechanismus, an anderen Lebewesen zu schmarotzen. Denn sie können sich nicht selbständig vermehren. Der Erreger der Maul- und Klauenseuche gilt mit 25 Nanometern als einer der kleinsten, das Pocken-Virus mit 300 als größter Vertreter seiner Art. Ein Nanometer ist 0,000 000 001 Meter. Ein rechnerisches Beispiel kann die Größenverhältnisse anschaulich machen: Um eine Reihe von einem Millimeter Länge zu erreichen, müßte man 40 000 Erreger der Kinderlähmung und 10 000 Aids-Viren nebeneinanderlegen.

Es gibt Viren, die aussehen wie Stäbchen, etwa das Tabak-Mosaik-Virus. Andere haben die Form eines Geschosses wie Rhabdo-Viren. Wieder andere wirken wie akkurat computergezeichnete Strukturen; dazu gehören die Herpes-Viren. Die häufigste Form jedoch ist das Ikosaeder, ein geometrischer Körper mit 20 Flächen. In reiner ikosaedrischer Form erscheinen Papova-Viren, zu denen das Gebärmutterhalskrebs erzeugende Papilloma-Virus zählt. Aufbau und

Die Virusfamilien

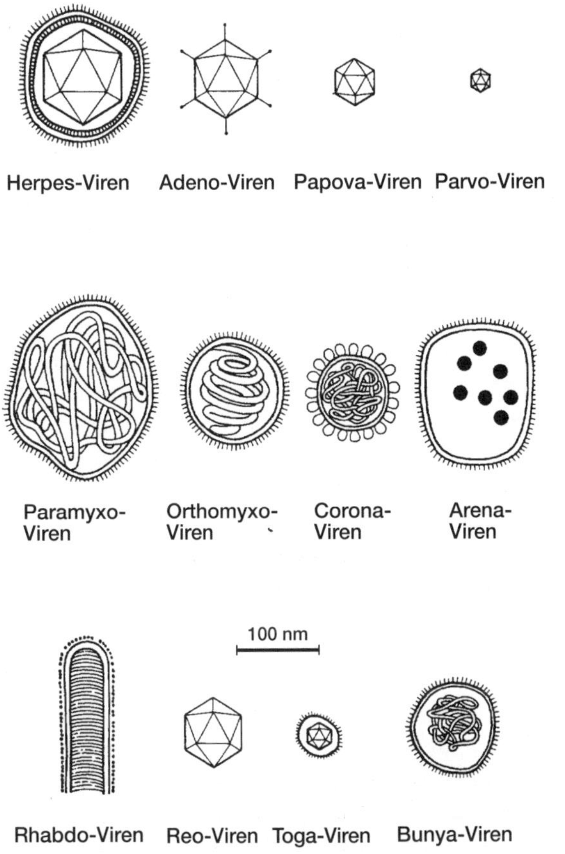

Entsprechend ihres Aufbaus werden Viren in verschiedene Familien unterteilt.

Geometrie der Viren entscheiden über die Art und Weise, wie sie außer Gefecht gesetzt werden können.

Viren gelten heute als Parasiten an der Grenze zwischen belebter und unbelebter Natur. Ohne zu schmarotzen, sind sie tot. Zum Fortpflanzen brauchen sie keinen Partner, sondern eine Wirtszelle, die sie gnadenlos ausbeuten. Danach dringen die neugebildeten Nachkommen in andere Zellen ein und setzen dort ihre Fortpflanzung fort.

Die Virologie kennt mehr als 500 Erreger, die den Menschen befallen, wovon allein etwa 100 Erkältungskrankheiten auslösen. Doch auch diese 500 sind längst nicht alle. Mehr wurden bislang nur nicht untersucht. Die unsichtbaren Schmarotzer erwecken normalerweise erst dann das Interesse, wenn sie etwas anrichten. Die Forschung hat im letzten Jahrzehnt herausgefunden, daß selbst im menschlichen Erbgut zahlreiche Virusteilchen (Partikel) schlummern. Man nennt sie endogene Retro-Viren. Das sind im Inneren der menschlichen Zelle ruhende kugelige Virustypen, von denen einige über ein krebsauslösendes Potential verfügen. Genforscher schätzen, daß mehrere der etwa drei Milliarden Genbausteine des menschlichen Erbguts von diesen endogenen Retro-Viren stammen. Solange sie sich ruhig verhalten, tun sie ihrem unfreiwilligen Gastgeber nichts zuleide. Ob und wann sie ihre unheilvolle Wirkung entfalten, vermag man nicht vorherzusagen.

Molekularbiologen beschäftigen sich eingehend mit der Frage »Was ist ein Virus?«. In ihrer Sprache bezeichnet ein Virus nicht mehr als einen Komplex aus Makromolekülen, das heißt, ein Gebilde aus einer chemischen Einheit, die sich ihrerseits aus mehreren miteinander verbundenen Atomen zusammensetzt. Der einfachste Vertreter der Viren besteht aus einer Nukleinsäurekette, die von einer Eiweißhülle umgeben ist. Das Polio-1-Virus, der Erreger der spinalen Kinderlähmung, gilt als so ein einfaches Virus. Im Aufbau kompliziertere Viren besitzen neben dem Kern aus Nukleinsäuren und dem Mantel aus verschiedenen Eiweißen noch eine Hülle aus Fettsubstanzen, Lipide genannt, aus der Stacheln (Spikes) herausragen, die aus Zuckereiweißen aufgebaut sind. Das Hepatitis-B-Virus, das eine Leberentzündung, im schlimmsten Fall sogar Leberkrebs, auslöst, und das Herpes-simplex-Virus, das zum Beispiel für Lippenbläschen verantwortlich ist, bilden solch eine Struktur.

Zwei Klassen chemischer Verbindungen beteiligen sich an allen Lebensformen: Die einen speichern Informationen, die anderen nehmen diese und sorgen mit ihnen für die Fortpflanzung, für Nukleinsäuren und spezielle Eiweißverbindungen. Nukleinsäuren sind das genetische Material aller Lebewesen; sie speichern in der Abfolge von vier verschiedenen Kettengliedern (Nukleotide) die für die Vererbung notwendige Information. Eiweißverbindungen helfen ihnen dabei. Die Nukleinsäuren kommen vor als RNA (Ribonukleinsäuren) oder DNA (Desoxyribonukleinsäuren). Alle Lebewesen einschließlich des Menschen – bis auf einige Virusgruppen – tragen ihre Erbinformation als DNA. Sie besteht aus zwei spiralig angeordneten Ketten (Doppelhelix). Diese werden mit Hilfe der speziellen Eiweiße aufgespalten. An die frei werdenden Stellen ketten sich so lange passende Glieder, bis am Ende der Selbstvermehrung zwei DNA-Ketten entstanden sind. Jede Kette setzt sich aus einem alten und einem neuen Teil zusammen.

Die Wissenschaftler teilen die Viren heute nach ihrem genetischen Informationsträger in zwei Klassen ein: die RNA- und DNA-Viren. Denn ein Virus enthält stets nur eines dieser beiden Fundamente allen Lebens. Alle anderen Mikroorganismen besitzen beide Nukleinsäure-Typen, wobei die RNA die Schlüsselrolle bei der DNA-Verdopplung spielt. Sie kann gleichzeitig die Kopie der Erbinformation und auch Produktionshelfer sein, gewissermaßen Baustein und Mörtel für das Gebäude des Lebens. Viren können einzelsträngige RNA enthalten (Polio-Viren), doppelsträngige RNA (Reo-Viren), einzelsträngige DNA (Parvo-Viren) oder doppelsträngige DNA (Herpes-Viren). Zu den RNA-

Die DNA mit 4 Bausteinen

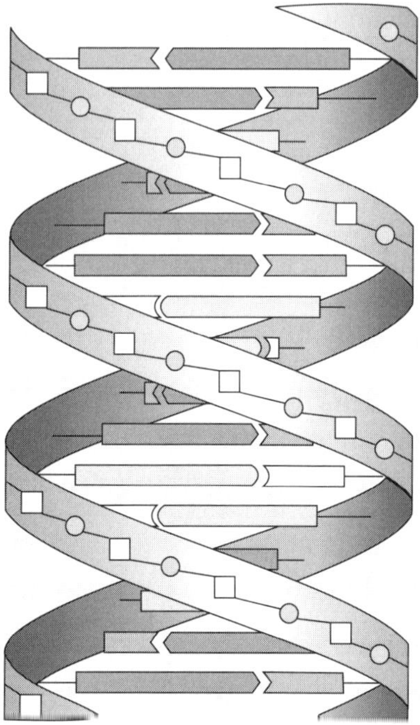

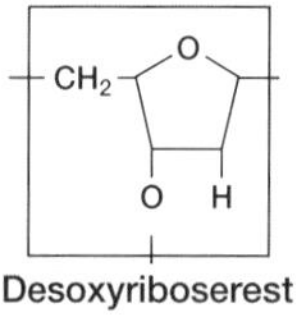

Desoxyriboserest

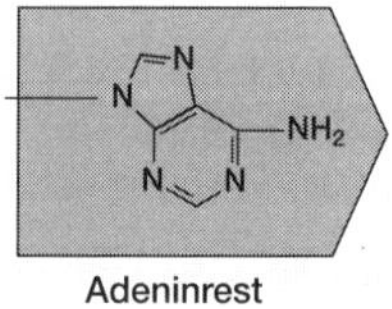

Adeninrest

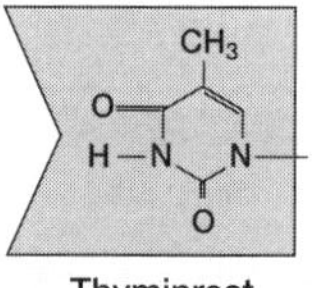

Thyminrest

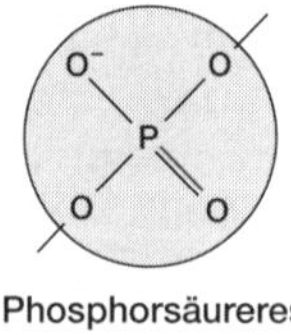

Phosphorsäurerest

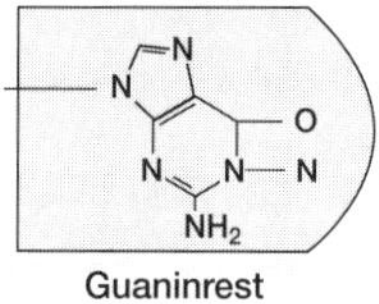

Guaninrest

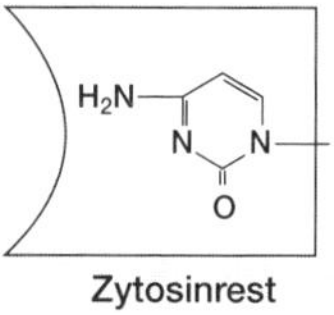

Zytosinrest

Viren gehören die Erreger von Grippe, Masern, Mumps, Kinderlähmung, Gelbfieber, Tollwut, Röteln sowie die Retro-Viren, deren prominentester Vertreter das HIV ist. Zu den bekanntesten DNA-Viren zählen die Adeno-Viren, die die vielen unterschiedlichen Infektionen der Atemwege verursachen. Außerdem gehört die Gruppe der Herpes-Viren dazu, die für den Herpes an Lippen und Genitalien, die Windpocken und die Gürtelrose verantwortlich sind. Weitere bekannte Viren aus der DNA-Klasse dürfen nicht vergessen werden: die Papova-Viren, die Warzen und Gebärmutterhalskrebs hervorrufen, sowie die jahrhundertelang gefürchteten Pocken-Viren.

Die Reihenfolge der vier Kettenglieder in den Nukleinsäuren stellt bei jeder x-beliebigen Zelle die genetische Information dar. Deshalb hat der raffinierte Überlebenskünstler eine für bestimmte Zellen passende Sprache (Code) entwickelt. Seine Wirtszelle kann die Information genauso wie ihr eigenes Programm lesen und umsetzen: »Vermehre mich, wie du dich selbst vermehrst!«, so lautet die virale Botschaft. Ihr Handicap: Sie steht in Konkurrenz mit den zahlreichen eigenen Botschaften des unfreiwilligen Gastgebers. Abwehrtruppen des Wirts rüsten sich zum Kampf gegen den Eindringling. Doch das Virus kennt eine Menge perfider Tricks, sich durch die Abwehrkaskaden des Immunsystems durchzuschlagen und den Vermehrungsapparat der Zelle für seine egoistischen Zwecke zu beeinflussen. Es programmiert die Wirtszelle derart um, daß diese alle zu dessen Vermehrung notwendigen Komponenten herstellt und zu neuen Viren oder Viruspartikeln zusammenfügt.

Dieses Umfunktionieren führt oft zum Tod der Zelle, doch äußerst selten wie bei Aids oder Ebola zum Tod des gesamten Organismus. Der Tod des unfreiwilligen Gastgebers ist aus der Sicht des Virus auch unsinnig, denn es hat sich auf diesen Wirt spezialisiert, wenn auch nicht immer ausschließlich. Deshalb hängt es von dessen Weiterleben ab; zwar nicht vom einzelnen Lebewesen, aber doch von der gesamten Art. Wenn Viren zu Killern werden und wie Ebola ein regelrechtes Gemetzel im Körper veranstalten, handelt es sich in den Augen vieler Forscher um einen »Unfall« in der Evolution. Es mehren sich die Stimmen, die das Treiben des Menschen auf der Erde dafür verantwortlich machen.

2. Invasion: Wie Viren in menschliche Zellen eindringen

Sie schleichen sich unbemerkt ein und erweisen sich in der Wahl des Weges als nicht besonders anspruchsvoll. Viren kann man weder fühlen, riechen, schmecken noch sehen. Nur an den Folgen bemerkt der Mensch, daß ein Erreger ihn attackiert. Er leidet erst, wenn seine körpereigene Abwehr aktiv geworden ist. Bis dahin hat der Eindringling ebenso wie die vielen nicht krankmachenden Vertreter seiner Art, die der Mensch ebenfalls beherbergt, seine Fortpflanzung fleißig betrieben. Dabei ist viel Abfall, unbrauchbares Eiweiß, angefallen. Denn im Vermehrungsvorgang unterlaufen nicht wenige Fehler, die das Virus aber mit Schnelligkeit und Masse ausgleicht. Hauptsache, es findet den Eingang.

Nase und Mund sind die am meisten benutzten Tore. Sie bilden gewissermaßen die beiden Flügel des Haupteingangs für die Viren. Die größte Invasion kommt durch die Tröpfcheninfektion. Mediziner nennen die Tröpfchen auch Aerosole. Atmen, Sprechen, Niesen und Husten befördern die Viren in die Luft. Der nächste atmet sie ein, und über die Zellen seiner Atemwege transportieren Blut und Lymphe die Übeltäter dahin, wo sie ihr Werk verrichten können. Auf diese Weise werden nicht allein die Erreger der Erkältungskrankheiten und der ungleich gefährlicheren Grippe (Influenza-Viren) weitergegeben. Auch die Keime der Windpocken (Varizellen), Masern und Mumps kommen durch den Atemtrakt. Da diese Viren anders als die Erreger von

Die Übertragungswege von Viren

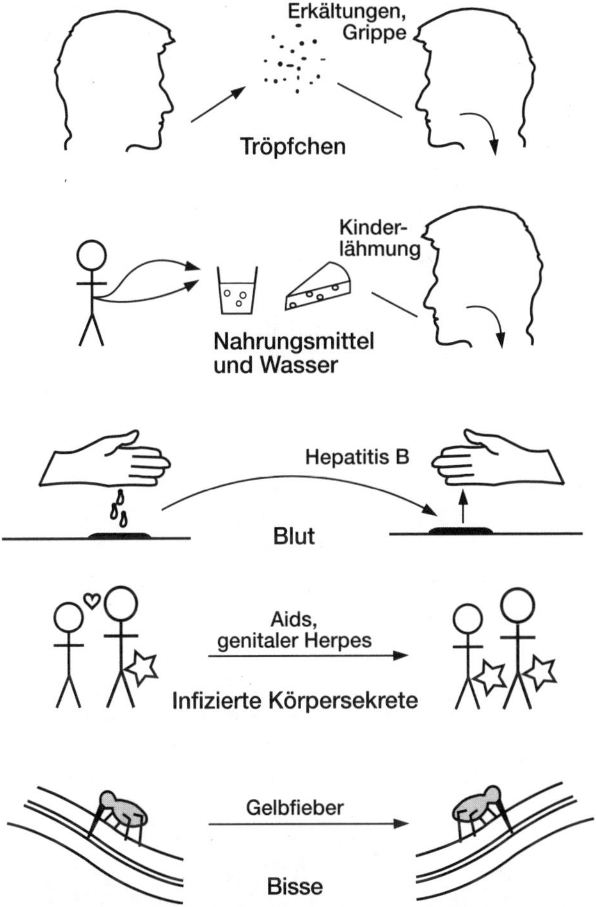

Erkältung und Grippe mehrere Stunden in den mikroskopisch kleinen Tröpfchen der Luft überleben können, kann der Überträger der Viren den Raum schon längst verlassen haben, wenn Masern- und Mumps-Viren einen neuen Wirt finden.

Gelangen die Übeltäter über Nase und Rachen in den Körper, führt dieser biologische Überfall nicht in jedem Fall zur Krankheit. Die Atemwege sind von einer Schleimschicht (Mucus) ausgekleidet und mit Flimmerhärchen (Zilien) besetzt. In den feinen Haaren verfangen sich unerwünschte Eindringlinge wie Viren und Bakterien. Sie werden mit Schleimteilchen bedeckt, Richtung Rachen transportiert und ausgehustet. Allerdings verstehen es die anpassungsfähigen Parasiten, ihren Hinauswurf zu nutzen. Wenn der eine Organismus sie abwehrt, greifen sie eben den nächsten an.

Über den Mund finden weitere Erreger ihre »Pforte ins Leben«. Verseuchte Nahrung bringt sie in den Verdauungstrakt. Vom Mund in seine Wirtszellen hat es beispielsweise das Polio-Virus nicht weit. Es mißbraucht die Schleimhautzellen des Verdauungstraktes für seine Vermehrung. Von dort aus gelangt es mit dem Stuhl wieder in die Außenwelt. Wäscht sich ein Infizierter nach dem Stuhlgang nicht sorgfältig die Hände und begrüßt jemanden auf traditionell europäische Weise, kann dieses Händeschütteln der nächste verhängnisvolle Kontakt sein. Der so Begrüßte braucht lediglich seine Lippen mit den Händen zu berühren oder etwas zu essen, ohne vorher die Hände gewaschen zu haben – schon ist der Erreger durch die Pforte geschlüpft. Unzureichende persönliche Hygiene, fehlerhafte Abwasserklärung oder auch nur mangelnde Trennung der Brunnen vom Abwasser, wie heute noch in der dritten Welt üblich, verschaffen dem Winzling unbemerkt den Eintritt in den nächsten Wirt.

Doch nicht jedes Polio-Virus schafft die Passage vom Magen in den Darm. Die aggressive Magensäure kann manchem Erreger seinen Stachel nehmen. So lange das Immunsystem Sieger im Kampf und das Polio-Virus im Verdauungstrakt bleibt, kommt es nur zu Magen-Darm-Beschwerden. Bedrohlich wird es, wenn es dem Virus gelingt, ins Nervensystem vorzustoßen. Das zerstörerische Werk, das es dann im Rückenmark anrichtet, ist unter dem Namen spinale Kinderlähmung bekannt.

Der zweite Haupteingang für Viren befindet sich im Harn- und Geschlechtstrakt. Geschlechtsverkehr schlägt dem Erreger des Herpes-simplex-Virus und dem Erreger des Aids, die Abkürzung der erworbenen Immunschwäche steht für Acquired Immunodeficiency Syndrome, eine Brücke, durch infizierten Samen oder infiziertes Scheidensekret ins Geschlechtsorgan des Partners zu gelangen. Herpes genitalis, schmerzhafte Bläschen an den Geschlechtsorganen, und die schleichende Krankheit Aids zählen zu den Folgen. Ein eher seltener Weg des Herpes-simplex-Virus führt über die Bindehaut des Auges. Dieser Infektionsweg ist aber auch nicht ungefährlich; im schlimmsten Fall tritt eine Erblindung ein.

Die menschlichen Körperöffnungen bilden somit den Königsweg der Viren. Doch manche Vertreter dieser raffinierten Eindringlinge lassen sich den Zugang zum menschlichen Organismus auch durch eine effiziente Vorhut verschaffen. Über Bisse und Stiche anderer Lebewesen schlüpfen sie durch des Menschen größtes Organ, die Haut. Sie ist das erste Bollwerk einer vielschichtigen Verteidigungsstrategie. Ihre Oberfläche besteht aus abgestorbenen, mit Talg vermischten Hautzellen, die das Virus durchdringen muß. Eine erfolgreiche Infektion über die Haut setzt also Verletzungen – etwa Schürfungen, Stiche, Schnitte – voraus. Denn als Grundlage brauchen alle Viren lebende Zellen. Papova-Viren und Herpes-simplex-Viren befallen lebende Hautzellen, die durch oberflächliche Verletzungen freiliegen. Die Haut reagiert auf die Invasion im Falle von Papova mit Warzen- und bei Herpes mit Bläschenbildung.

Das Gelbfieber-Virus hat in der tropischen Aedes-Mücke einen idealen Zwischenwirt gefunden, um lebende menschliche Zellen zu erreichen. Der Stich einer infizierten Mücke durchstößt die Haut und setzt das Virus dort ab, wo es sein mörderisches Werk beginnen kann. Über Schnitte, Verletzungen und Spritzen mit unreinem Injektionsbesteck finden verschiedene Hepatitis-Viren ihren Weg in die menschliche Blutbahn, die sie dann in ihre Wirtszellen transportiert. Die Viren lösen eine Leberentzündung aus, in deren Verlauf sich der Patient gelb verfärbt. Daher leitet sich auch der Name Gelbsucht ab. Fachleute kennen vier verschiedene Viren aus unterschiedlichen Familien, die sich auf ihre Vermehrung in menschlichen Leberzellen spezialisiert haben: die Hepatitis-A- (Picorna-Viren), Hepatitis-B- (Hepadna-Viren), Hepatitis-C- (Toga-Viren) und Hepatitis-E-Viren (Calici-Viren).

Hepatitis zählt heute in Deutschland zu einer der eher seltenen Infektionen. Am häufigsten erfolgt die Übertragung durch verunreinigte Spritzen; sie führt zur Serumhepatitis. Die Viren werden durch Kontakt mit verseuchtem Blut übertragen. Sie gelten als so ansteckend, daß die Leberinfektion sogar durch Berühren eines vertrockneten Blutspritzers ausgelöst wird, wenn die Haut an der Berührungsstelle verletzt ist. Zu den Risikogruppen gehören deshalb Ärzte, Laborpersonal und Drogenabhängige. Seit man Blutspenden in der Bundesrepublik routinemäßig auf Hepatitis und Aids untersucht, sind Empfänger von Blutkonserven nicht mehr gefährdet. Der letzte Zwischenfall auf deutschem Boden ereignete sich 1978 in der ehemaligen DDR.

Damals impfte man rund 7 200 Frauen, die für die nächste Schwangerschaft Komplikationen zu befürchten hatten, weil ihr Blut den »Rhesusfaktor negativ« aufwies. Das Serum sollte eine Antikörperbildung gegen mögliches rhesuspositives kindliches Blut in der nächsten Schwangerschaft verhindern. Es war jedoch mit dem Hepatitis-C-Virus infiziert. Einer der Spender, aus dessen Blut das Serum gewonnen wurde, hatte den Übeltäter unbemerkt in sich getragen. Aktuelle Untersuchungen an den Familien dieser Frauen haben jetzt ergeben, daß das Risiko sehr gering bleibt, sich mit Hepatitis-C-Viren durch Schwangerschaft und sexuellen Kontakt zu infizieren. Denn kein Mann und nur drei Kinder der angesteckten Frauen wiesen das Virus auf. Insgesamt sind nur ein halbes Prozent der Bevölkerung mit Hepatitis-C infiziert. Auf welchem Wege das Virus außer durch Blutübertragung und Behandlung mit Blutprodukten in die Körper der Betroffenen gelangt, ließ sich bis heute noch nicht klären.

Neben Hautverletzungen und Stichen durch Insekten oder Injektionen spielen Bisse infizierter Tiere eine große Rolle als »Türöffner« für die Viren. So gelangen die tollwutverursachenden Lyssa-Viren durch die Lymphbahnen in das Zentralnervensystem. Der Speichel der Tiere überträgt die Zellparasiten. Hauptwirte sind Hunde, wildlebende Fleischfresser wie Füchse, Wölfe, Kaninchen oder Fledermäuse. Obwohl in unseren Breitengraden Füchse als die hauptsächlichen Überträger der Tollwut gelten, wird die Infektion beim Menschen häufiger durch Bisse und Kratzer von Haustieren – Hunde und Katzen – ausgelöst. Die Krankheit äußert sich nach einer geröteten Bißnarbe und Kopfschmerzen durch Krämpfe, Atemnot und Herzlähmung und endet tödlich. Eine rechtzeitige Schutzimpfung verhindert den Ausbruch der Krankheit.

Ein Biß kann auch die Pforte für den Erreger der FSME (Frühsommer-Meningo-Enzephalitis) sein. Wenn eine infizierte Zecke sich in die Haut verbeißt, überträgt sie das FSME-Virus in die Blutbahn. Die Krankheit, eine Hirnhautentzündung, bricht erst etwa sieben bis zehn Tage nach dem Biß aus. Gegen die Vermehrung des Virus im Körper steht seit 1976 ein Impfstoff zur Verfügung.

Nach der Invasion durch Körperöffnungen und Haut gelangt der Angreifer über einige Routen weiter. Der kürzeste Weg ist der von Zelle zu Zelle. Hat das Virus die erste Zelle ausgebeutet, befallen seine zahlreichen Nachkommen die Nachbarzelle, um sich dort weiter zu vervielfältigen. Andere

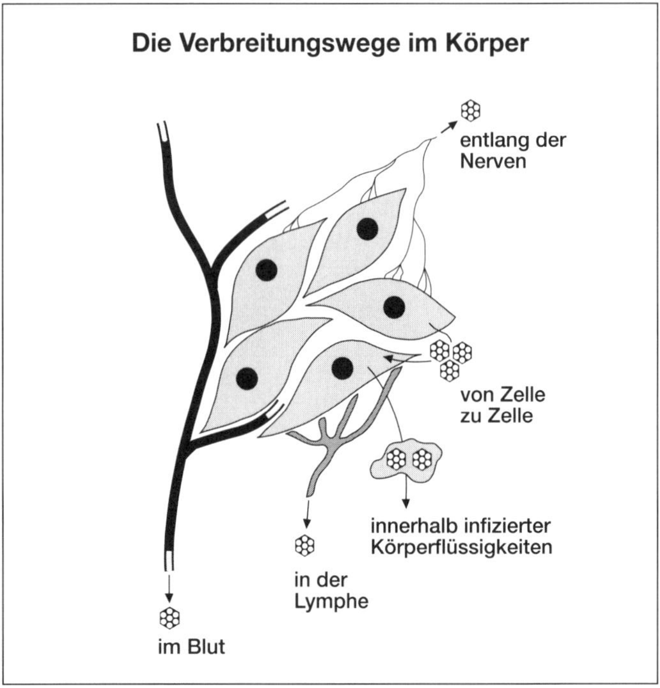

Viren veranstalten regelrechte Expeditionen durch den Körper. Dazu benutzen sie die Blut- und Lymphbahnen, wieder andere gehen die Nervenbahnen entlang. Das Polio-Virus wird dann gefährlich, wenn ihm nach der ersten Vermehrung im Verdauungstrakt der Durchbruch zu den Nervenzellen gelingt. Dagegen sind die Attacken, die das Herpes-simplex-Virus nach dem Winterschlaf in den Nervenzellen an den Schleimhäuten bewirkt, vergleichsweise harmlos. Das Mumps-Virus schafft es vom Atemtrakt zur Bauchspeicheldrüse, zum Gehirn, zu Eierstöcken und Hoden. Haut, Milz, Nieren, Leber, Darm, Lungen und Gehirn bilden die Zielorte des Masern-Virus.

3. Überwältigung: Wie Viren sich vermehren

Das virale Leben und seine Fortpflanzung sind ohnegleichen. Kein anderer Schmarotzer regelt seine Nachkommenschaft so raffiniert wie das Virus. Misteln saugen Wasser und ein paar Mineralstoffe aus den Bäumen. Putzerfische befreien größere Fische von Schädlingen. Fast alle Parasiten, selbst die gemeinen Bandwürmer im menschlichen Gedärm, nehmen von anderen Lebewesen, was sie kriegen können, steuern und vernichten ihre Wirte jedoch nicht. Anders das tückische Virus. Einmal mit dem passenden Schlüssel in die Wirtszelle gelangt, programmiert der Eindringling die Zelle derart um, daß sie alle zur viralen Vermehrung notwendigen Komponenten herstellt und zu neuen Viren oder Viruspartikeln zusammenfügt. Solches Umfunktionieren führt oft zum Tod der Zelle.

Wie allen Schmarotzern fehlt den Viren etwas zum eigenständigen Leben. Sie verfügen lediglich über ein Stück Erbinformation in Form von DNA oder RNA. Das ist der Viruskern, verpackt in einem Mantel aus schützendem Eiweiß, bestenfalls noch einer Hülle aus Fettsubstanzen. Darin ist alles enthalten, was Viren brauchen, um sich zu vervielfältigen. Das Manko, sich nicht selbst vermehren zu können, macht ein zur Wirtszelle passender Schlüssel (Rezeptor) auf seiner Oberfläche und der Plan zum Ausbeuten des Wirts in seinem Kern wett.

Der komplette Plan zum Überfall kann nur ausgeführt werden, wenn das Virus auf den passenden Organismus trifft. Das Schnupfen-Virus hat es relativ einfach. Sobald es an die Nasenschleimhautzelle gelangt ist, dockt es dort an und nimmt den Wirt in den Dienst, indem es ihn veranlaßt, die virale Eiweißhülle aufzulösen. Damit ist das Schicksal der arglosen Wirtszelle besiegelt; die Erbinformation des Virus liegt frei. Das Virus zwingt nun die Zelle, es immer und immer

Das Eindringen in die Zelle

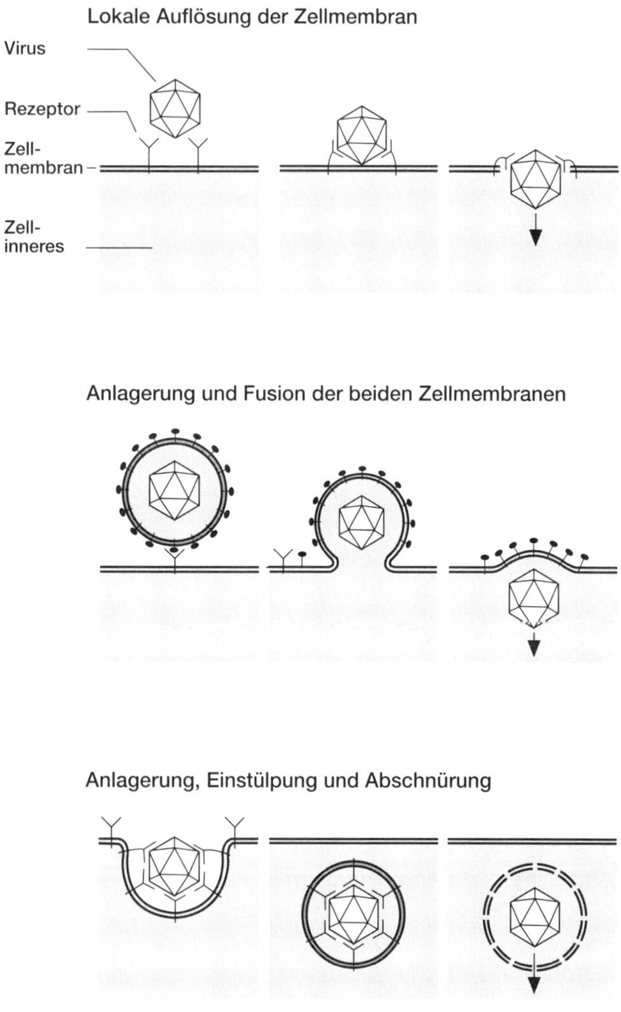

wieder zu vervielfältigen. Zunächst produziert die Zelle die Helfershelfer (Enzyme), welche die viruseigene Erbinformation herstellen. Dann wird die Zelle vom Virus gezwungen, Hemmstoffe zu fabrizieren, welche die zelleigene Baustoffproduktion lahmlegen. Anschließend befiehlt die virale Erbinformation der kleinen Zellfabrik auch noch, die Eiweißhüllen für das Virus zu bilden. In einem letzten Produktionsschritt werden die Eiweißbestandteile mit dem Viruserbgut zu neuen Schnupfen-Viren verbunden. Wenn die ausgebeutete Wirtszelle zugrunde gegangen ist, haben die neugebildeten Viren sie zu Tausenden verlassen. Der Mensch, in dessen Nasenschleimhaut die fleißige Virenproduktion vonstatten geht, fühlt ein Kribbeln in der Nase, und er muß niesen. Ist ein anderer Mensch in seiner Nähe, hat er damit schon etlichen Virusnachkommen das Weiterleben im Mitmenschen ermöglicht.

Die Molekularbiologen unterscheiden bei der Virusvermehrung mehrere Schritte. Wenn das Virus an die Wirtszelle andockt, hat sein Schlüssel das Gegenstück auf der Oberfläche der Wirtszelle erkannt. Diese Schlüssel bestehen aus bestimmten Eiweißverbindungen. Der Vorgang, der besonders bei Aids bekannt ist, wird Anlagerung (Adsorption) genannt. Tückischerweise heftet sich das HIV an die Oberfläche von speziellen weißen Blutzellen (Lymphozyten), deren Aufgabe eigentlich in der Vernichtung von Eindringlingen besteht. Die Wissenschaftler haben diesen Schlüssel CD4-Rezeptor genannt. Diese Eiweißverbindung kommt nur beim Menschen und bei wenigen Affenarten vor, nicht aber bei den üblichen Labortieren, was unter anderem erklärt, warum es solche Schwierigkeiten bereitet, Aids zu erforschen.

Der zweite Infektionsschritt ist das Eindringen in die Zelle, die sogenannte Penetration. Wie das genau geschieht, hat man noch nicht hinlänglich erforscht. Es hängt offenbar von der Form des Virus ab. Diskutiert werden verschiedene Wege:

1. Das Virus löst an der Stelle des Andockens den Zellmantel auf.
2. Hat das Virus selbst einen Mantel, verschmelzen die Mantelstücke an der Berührungsstelle und bilden sodann ein Loch, damit der Viruskern eintreten kann.
3. Das Virus veranlaßt nach dem Andocken den Zellmantel, es von allen Seiten einzustülpen und zu umschließen. Dann streift das Virus seine Hülle ab und beginnt sein Werk.

Welche der drei Alternativen die verschiedenen Viren benutzen, weiß man noch nicht. Im weiteren Verlauf geschieht bei HIV etwas anderes als bei seinem Schnupfen verursachenden Artgenossen. Liegt die Erbinformation des Virus in der Zelle frei, bedarf es eines Übersetzers, der die Information als Produktionsbefehl umschreibt. HIV bringt den Prototypen dieses Übersetzers mit. Er ist ein spezielles Eiweiß (Enzym), dem die Forscher den Namen Reverse Transkriptase gegeben haben, weil es in einem mehrstufigen Prozeß die einsträngige RNA in eine spiegelbildliche (komplementäre) DNA umschreibt. Erst danach ist der virale Überfall perfekt. Unter diesem Befehl beginnt die Zelle mit der Produktion von Virusteilen, einschließlich der nächsten Übersetzer. Sie funktioniert als Virusfabrik, ohne Möglichkeit zur Arbeitsverweigerung. Das Eiweiß, das diese Teile zu einem kompletten Virus zusammenfügt, wird ebenfalls mitgefertigt. Wie viele und welche Eiweißtypen für die Produktion von Virusnachkommen notwendig sind, hängt vom Bauplan des einzelnen Virus ab. Das Herpes-Virus benötigt zum Beispiel etwa 40 spezielle Eiweiße.

Der nächste Schritt: Die zahlreichen Virusableger (Virion) verlassen die Wirtszelle. Im schlimmsten Fall löst sich die Zelle mit der Produktion auf (Lyse). Die frischen Viren kommen direkt frei und beginnen die zerstörerische Nachkommenproduktion in einer anderen Zelle. Andere Virustypen werden entsprechend des dritten Einschleusungstyps gezielt

Die Virusvermehrung

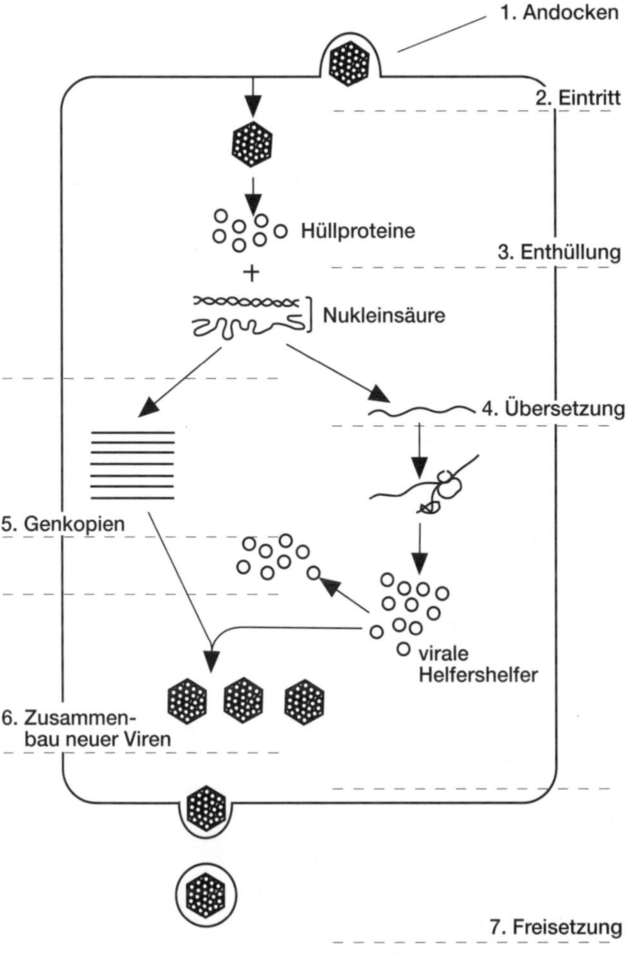

hinausgebracht, ohne die Zellwand zu zerstören. Der Zellmantel, an welchem das neue Virus haftet, stülpt sich nach außen, die Mantelenden schließen sich zusammen, und unterhalb des Virus läßt sich das Gebilde abschnüren. Das Virus kommt frei. Die Mantelenden schließen sich. Die mißbrauchte Wirtszelle kann weiterleben, und die Virusableger sind auf dem Weg zum nächsten Gastgeber.

Schritt für Schritt betrachtet, zeugt die Vermehrung der Viren in den Zellen von einer ungeheuer verwirrenden Vielfalt. Der komplizierte Vorgang läßt sich jedoch vereinfacht ausdrücken: Viren zwingen die Wirtszellen, die Bausteine für die Vermehrung der Viren herzustellen, statt für ihre eigenen Nachkommen zu sorgen, egal ob die Viren passive Nutznießer der kleinen Zellfabrik sind wie das Schnupfen-Virus oder Helfershelfer für die Produktion mitbringen wie das HIV. Als Resultat dieses Mißbrauchs verlassen viele neue Viren die Wirtszelle.

4. Abwehrtruppen: Mit welchen Mitteln der Körper zurückschlägt

Der unsichtbare Eindringling steht jedoch keineswegs einem hilflosen Opfer gegenüber. Im Gegenteil: Die Immunologen sprechen manchmal sogar von der »Festung Mensch«, die im Innern mit einem ausgeklügelten Selbstverteidigungssystem arbeitet, das auf ein Arsenal wirkungsvoller Waffen zurückgreifen kann. Anders als das Nervensystem gehorcht das Immunsystem keiner Zentrale. Seine Zellen bilden eine Art biologischer Demokratie, die über eine ausgesprochen schnelle und effektive gegenseitige Verständigung verfügen. Es gibt Abermillionen wehrhafter Kämpfer mit verschiedenen Waffen, die ihre Aufgaben kennen und reibungslos miteinander arbeiten. Das Virus hat zunächst Barrieren zu überwinden und dann einer Armada von Abwehrkämpfern auszuweichen, ehe es im Menschen die Zelle erreichen kann, die seine Nachkommenschaft austragen soll. Und selbst dann ruht es nicht unangefochten im Schoß des vergewaltigten Wirts. So wie die Virusarten sich hinsichtlich ihrer Struktur und Krankheitswirkung unterscheiden, so variiert auch ihre Fähigkeit, die körpereigenen Widerstände zu überwinden und außerhalb von Wirtszellen lebensfähig zu bleiben. Ein Schnupfen-Virus ist darauf angewiesen, sofort einen Wirt zu finden. Es zeigt sich hochempfindlich und stirbt außerhalb des Körpers sofort ab. Der Aids-Erreger ist schon nach 20 Sekunden in der Luft nicht mehr lebensfähig. Dafür kann er sich extrem lange unbemerkt in einem Organismus vermehren und durch Sexualkontakt auf den nächsten Wirt übertragen werden. Pocken-Viren haben viel Zeit; sie können sogar zehn Jahre ohne einen Gastgeber ausharren. Wahrscheinlich hat sich im Laufe der Evolution die Ausrichtung der Viren auf bestimmte Wirtszellen mit ihrer Fähigkeit, bestimmte Barrieren zu überwinden, verknüpft, damit die darunterliegenden Zellen mit den passenden Rezeptoren erreicht werden können.

Abermillionen Viren scheitern beim Überfall schon an der gesunden Haut. Sie bildet das erste Bollwerk einer komplexen Verteidigungsmaschinerie, die wir das menschliche Immunsystem nennen. Ihre äußere Schicht bedecken verhornte, abgestorbene Hautzellen, die mit einem leicht säurehaltigen Talg vermischt sind. Von ihr fallen ständig dünne Schuppen samt der auf ihnen sitzenden Mikroorganismen ab. Unter der deckenden Hornschicht wachen schon die ersten Horchposten (Langerhanssche Zellen), die zur ersten Verteidigungslinie gehören.

Die körpereigene Verteidigungsstrategie kann neben den Barrieren wie der unverletzten Haut, dem virustötenden Schleim in den Atem- und Harnwegen, in dem ganze Trupps von Abwehrzellen lauern, oder dem sauren Milieu im Magen auf eine unspezifische und eine spezifische Abwehr zurückgreifen. Beide Typen bestehen aus weißen Blutkörperchen.

Festung Mensch

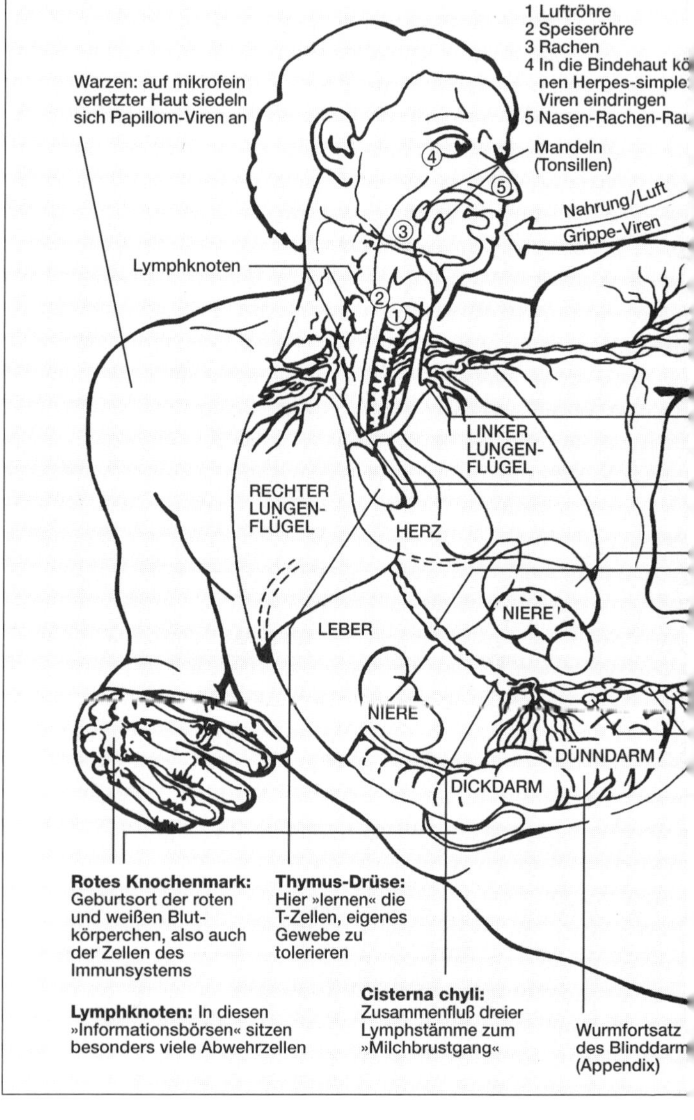

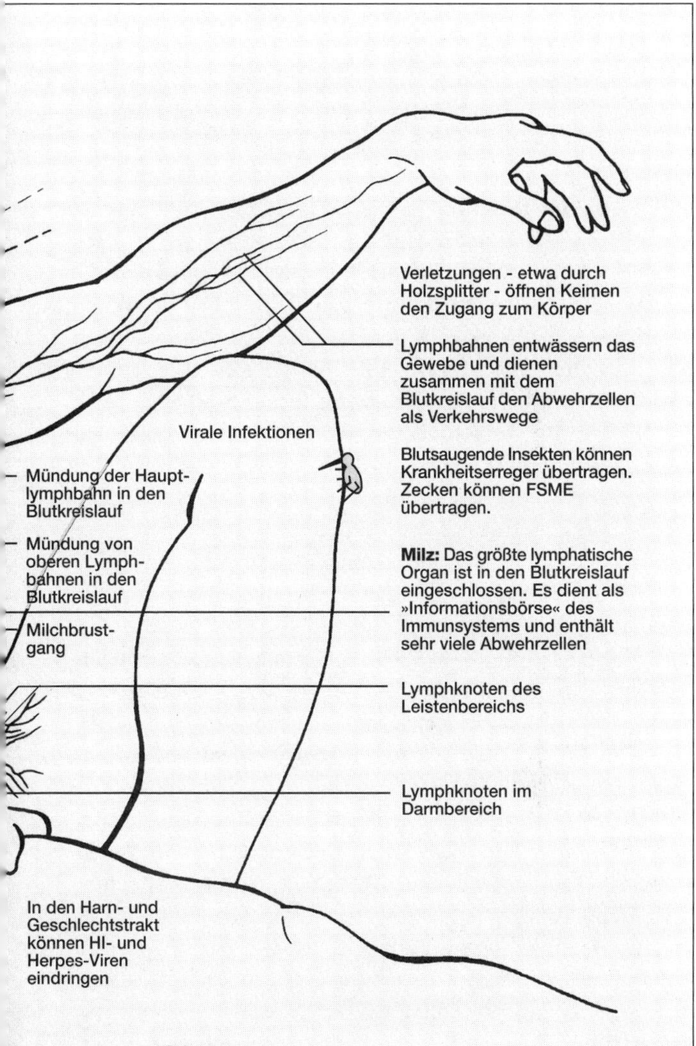
Verletzungen - etwa durch Holzsplitter - öffnen Keimen den Zugang zum Körper
Lymphbahnen entwässern das Gewebe und dienen zusammen mit dem Blutkreislauf den Abwehrzellen als Verkehrswege
Virale Infektionen
Blutsaugende Insekten können Krankheitserreger übertragen. Zecken können FSME übertragen.
Mündung der Hauptlymphbahn in den Blutkreislauf
Mündung von oberen Lymphbahnen in den Blutkreislauf
Milz: Das größte lymphatische Organ ist in den Blutkreislauf eingeschlossen. Es dient als »Informationsbörse« des Immunsystems und enthält sehr viele Abwehrzellen
Milchbrustgang
Lymphknoten des Leistenbereichs
Lymphknoten im Darmbereich
In den Harn- und Geschlechtstrakt können HI- und Herpes-Viren eindringen

Zur ersten, der unspezifischen Verteidigungslinie, gehören die Freßzellen (Phagozyten). Sie arbeiten als hochaufmerksame Patrouillen, die alles verschlingen, was sich ihnen als fremd in den Weg stellt, das heißt neben eindringenden Viren auch andere Mikroben wie Bakterien sowie Gewebetrümmer.

Der Aktionsradius der Freßzellen ist riesig. Von der Blutbahn aus wandern sie in das Gewebe und dann zurück, gleichermaßen patrouillieren sie in der Lymphbahn. Ihr Revier, das weitverzweigte Lymphsystem, durchspült ständig die Spalten zwischen den Körperzellen. Zusammengenommen würde die Lymphe zehn Liter Flüssigkeit ergeben. Die Lymphknoten arbeiten als Klärwerk dieses Spülsystems. In ihnen sind zahlreiche Abwehrzellen und Erkennungsspezialisten des Immunsystems aktiv. Zwei Liter Lymphe werden auf diese Weise täglich geklärt und über das Lymphsystem in den Blutkreislauf zurückgepumpt.

Sobald ein Virus die Barrieren, wo auch immer, überwunden hat, stehen die Freßzellen bereit zu verschlingen, was sich in ihrem Revier als fremd erweist. Würde man diesen Vorgang unter dem Elektronenmikroskop beobachten, wähnte man sich in einem Horrorfilm: Tentakel eines krakenhaften Monsters holen aus, um ein kleines, harmlos wirkendes Ding zu vernichten. Doch in Wirklichkeit sind die Rollen vertauscht. Das Virus zeigt sich als Monster und die Freßzelle lediglich als ein wehrhafter Verteidiger der menschlichen Unversehrtheit. Freßzellen spielen zu Beginn der Infektion die Hauptrolle bei der Abwehr. Viele Viren scheitern bereits an dieser alles verschlingenden Verteidigung.

In der zweiten Verteidigungslinie wartet ein körpereigener Kämpfertyp, dessen Funktion noch nicht hinreichend geklärt werden konnte. Diese weißen Blutkörperchen nennt man natürliche Killerzellen, und sie bilden sich wie die anderen weißen Blutkörperchen im Knochenmark. Von den Freßzellen unterscheiden sie sich dadurch, daß sie nicht das nach einer Wirtszelle suchende Virus verschlingen, sondern

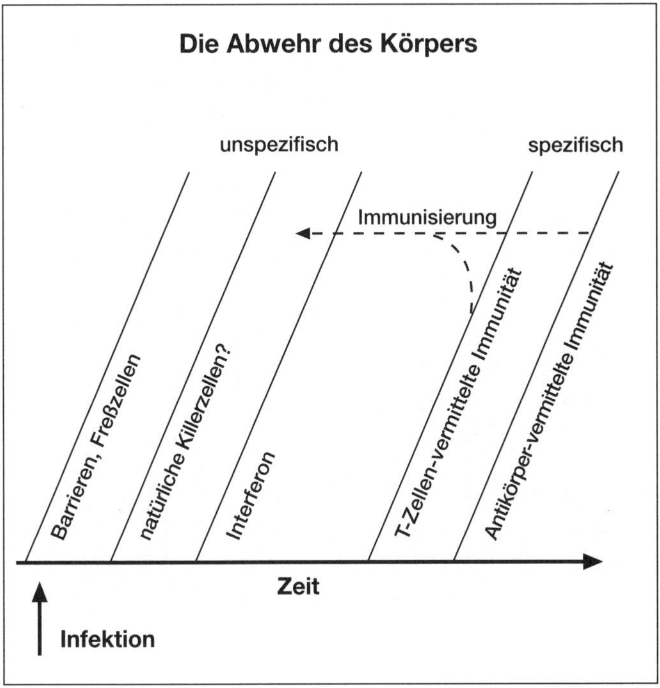

eine Phase später auf den Plan treten. Sie vernichten die gesamte befallene Wirtszelle, nehmen ihre Arbeit also nach dem Eindringen des Virus in die Zelle auf. Erst in den siebziger Jahren als Viruskiller entdeckt, geben sie der Mikrobiologie heute noch Rätsel auf. Die Forscher setzen darauf, sich ihre Strategie zunutze machen zu können. Sie hoffen, in Zukunft mit ihrer Hilfe den Kampf gegen Viren und Krebs zu optimieren und die natürlichen Killerzellen massenhaft gegen befallene und entartete Zellen einsetzen zu können.

Große Erwartungen richten die Wissenschaftler auch auf eine biochemische Substanz, die ebenfalls in der unspezifischen Verteidigungslinie unseres Immunsystems gegen den viralen Angriff steht: das Interferon. Es wurde in den fünfziger Jahren entdeckt und kann heute gentechnisch hergestellt werden. Unter Interferon versteht man verschiedene Arten spezifischer Zuckereiweiße (Glykoproteine), die unterschiedliche Zelltypen produzieren, wenn sie von Viren befallen werden. Interferone sind eine Art Warnung an die Nachbarzellen, ausgesendet von der angegriffenen Zelle. Die Forscher haben festgestellt, daß eine Zelle die warnende Botschaft losschickt, sobald sie gezwungen wird, die virale RNA zu bilden. Das Interferon bindet sich an die Oberfläche der umliegenden gesunden Zellen, wirkt dort wie ein Schutzschild und veranlaßt die Nachbarn, dieses antivirale Eiweiß zu vermehren. Die Warnung gelangt darüber hinaus zu den natürlichen Killerzellen und aktiviert sie. Das Interferon ist die letzte Bastion der unspezifischen Verteidigungslinie.

So schlagkräftig sich die allgemeine Abwehr bei gesunden Menschen zum Beispiel gegen Schnupfen-Viren erweist, so wenig weiß sie über ihren Gegner. Anders ausgedrückt: Der unspezifischen Verteidigung fehlt das »immunologische Gedächtnis«, das ihre Nachhut aufgrund früherer Infektionen aufbewahrt hat. Die menschliche Veranlagung, gegen bekannte Erreger gefeit zu sein, wird durch T- und B-Zellen vermittelt. Das sind ebenfalls weiße Blutkörperchen (Lymphozyten). Ihr »Gedächtnis« besteht aus einem für das Virus passenden Schlüssel. Mit diesem binden die spezifischen Abwehrkämpfer den Feind an sich und vernichten ihn entweder selbst oder präsentieren ihn den Freßzellen, auf daß diese ihn verschlingen. Schätzungen besagen, das Immunsystem könne etwa eine Million verschiedene Merkmale (Moleküle) identifizieren, mit denen Substanzen oder auch ganze Zellen als fremd angeprangert und exekutiert werden können.

Diese Spezialisten, die auch bei der Schutzimpfung in den Dienst genommen werden, verdanken ihre Namen ihren Reifungswegen. Die T-Zellen lernen in der Thymusdrüse hinter dem Brustbein, was als »fremd« zu vernichten ist und als »eigen« zu verschonen; die B-Zellen von Vögeln reifen in der Bürzeldrüse (Bursa fabricii). Die Wiege der menschlichen B-Zellen vermutet man im Knochenmark. Unter dem Mikroskop erscheinen diese unscheinbaren, kugeligen, weißen Blutkörperchen allgegenwärtig zu sein. Sie bilden mit den Freßzellen die Mehrheit in den Lymphknoten und in der Milz. Sie besiedeln aber auch die Darmwand und wachen in Bronchien und Mandeln.

Die beiden Spezialtrupps kommen erst Stunden oder Tage, nachdem der Eindringling die Abwehr in Gang gesetzt hat, zum Einsatz. Der Zeitraum hängt hauptsächlich vom Virustyp ab. Kinderkrankheiten, Impfungen und das vom mütterlichen Immunsystem mitgebrachte »Gedächtnis« haben diese Spezialwaffen geschmiedet. Die T-Zellen tragen an ihrer Oberfläche die Schlüssel, mit denen sie »bekannte« Viren binden können. In der Wissenschaft nennt man diese Schlüssel CD (englisch: cellular determinants). Das Andocken aktiviert die T-Zellen, sich durch Zellteilung zu vermehren. Die Nachkommen arbeiten dann gemeinsam mit anderen weißen Blutkörperchen an der Vernichtung des Eindringlings. Eine Gruppe, die T-Killerzellen (zytotoxische T-Zellen, auch CD8-Zellen genannt), tötet das Virus direkt. Sie bildet sich aktuell nach der Virus-Attacke in den Lymphknoten und wandert rasch zum Ort der Infektion. Eine andere Gruppe, die T-Helferzellen (CD4-Zellen), hat sie gerufen und assistiert beim Verteidigen, indem sie Botenstoffe produziert, die weitere Zellen herbeirufen. Sie ist es auch, welche die aktuelle Nachricht von der Schlacht bringt und Kenntnisse über die spezifische Natur des Feindes übermittelt. Wieder andere T-Zellen holen die Freßzellen und die übrigen nützlichen Kämpfer herbei, allen voran die zweite Stufe der spezifischen Abwehr.

In diesem Stadium der Verteidigung erhält der Mensch erste Anzeichen, daß der Kampf in ihm tobt. Das Wirken der T-Zellen löst die Entzündung aus, die wiederum die Blut- und Lymphzirkulation im infizierten Gewebe steigert.

Schmerzen, Schwellungen und Mattigkeit machen sich bemerkbar, eine erhöhte Temperatur kommt hinzu.

Die zweite Stufe der spezifischen Abwehr sind die B-Zellen. Gewöhnlich befinden sie sich in den Lymphknoten und werden nach Meldung der T-Helferzellen aktiv. Dann vermehren sie sich und patrouillieren im Blut, von wo aus sie überallhin gelangen. Auch sie haben das Erkenntnisorgan, um »fremd« und »eigen« zu unterscheiden. Treffen sie auf Fremdlinge, reagieren sie darauf mit der Produktion von Feindmarkierern (Antikörper oder Immunglobuline). Diese Antikörper heften sich an die erkannte Stelle des Fremdlings (Antigen) und fordern damit alle anderen Mitkämpfer auf: »Das ist der Feind, vernichtet ihn!« Die erste Verteidigungslinie kann somit gezielt zuschlagen. Die Mikrobiologen schätzen, daß die B-Zellen innerhalb einer Sekunde etwa 2 000 Antikörper herstellen können.

Dringt ein Virus das erste Mal in den Körper ein, bilden sich spezifische T- und B-Zellen. Nach überstandener Infektion sind sie es, die den Körper gegen die erneute Ansteckung immun machen. Sie überwinden die Schwäche der Verteidigung: das zeitliche Auseinanderklaffen von unspezifischer Abwehr sowie spezifischem Erkennen und Vernichten des Gegners. Diese effektiven Kämpfer für die menschliche Gesundheit stehen bei der nächsten Infektion mit dem gleichen Virus sofort in großer Zahl zur Verfügung, um den Eindringling auszulöschen und über den Schleim von Atem- und Verdauungstrakt nach außen zu befördern – vorausgesetzt, das Virus hat sich inzwischen nicht verändert.

Zusammengetragen wäre das Heer der Abwehrzellen nicht größer als etwa eine Pampelmuse. Doch diese Armada ist es, die in jedem Augenblick zwischen Geburt und Sterben den Kampf auf Leben und Tod aufnimmt. Viren sind lediglich ihre winzigsten, keineswegs jedoch ihre einzigen Feinde. Sie führt von alters her den Kampf gegen Krankheiten an vielen Fronten. Doch manchen Strategien steht sie machtlos gegenüber.

5. Scheinrückzug: Wie Viren der Abwehr entkommen

Viren geben die Schlacht noch nicht auf, wenn sie sich massenhaft vermehrt haben. Die Molekularbiologie hat drei unterschiedliche Strategien herausgefunden, wie die Viren ihre Vermehrung bewerkstelligen, ohne eigenen Stoffwechsel und ohne vom menschlichen Abwehrsystem getötet zu werden:

1. Das Virus ändert sich einfach (Mutation).
2. Es verfällt in einen »Winterschlaf« (Persistenz).
3. Es vermehrt sich unerkannt in der Erbsubstanz.

1. Ein Erfolgsrezept des Virus besteht darin, sich zu verändern. Mit dem Resultat, daß die Abwehrkräfte des Wirts den an sich bekannten Feind in Blut, Lymphe und den eigenen Zellwänden nicht erkennen, also auch nicht ausschalten können. Vor solchen Mutationen müssen die speziellen Abwehrtruppen des Organismus vorerst kapitulieren. Der Feind bleibt für sie unsichtbar. Sie sind nicht fähig, ihn zu erkennen und brauchen Zeit zum Lernen. Diesen zeitlichen Vorteil nutzen Viren, um sich massenhaft zu vermehren. Daß dabei viele ihrer Artgenossen dem unermüdlichen Hauen und Stechen der unspezifischen Abwehr zum Opfer fallen, kann die Vermehrung des Virus allenfalls verzögern, nicht verhindern.

Viren ändern sich mit extrem hoher Geschwindigkeit; dabei entstehen immer neue Mutanten. Auch wenn sich Millionen von ihnen nicht als überlebensfähig erweisen sollten, führt das nicht zum Aussterben des Eindringlings. Denn ein einziges angepaßtes Virus vermag seinen Wirt binnen Stundenfrist zu zwingen, seine Art millionenfach zu vermehren. Dieser effizienten Methode bedient sich das Schnupfen-Virus. Auch eines der Grippe-Viren, der Typ Influenza-A, gilt als solch ein Meister der Verwandlung. Die

Erbinformation des Grippe-Erregers besteht aus acht getrennten RNA-Ketten, die zusammen etwa 14000 Einzelbausteine enthalten. Die Vielfalt der Bauelemente macht es dem Parasiten einfach, in immer neuer Zusammensetzung zu erscheinen. Ein mitgebrachtes eigenes Eiweiß hilft dem Virus, der Wirtszelle zu befehlen, seine Erbinformation in Kopien zu verwandeln.

2. Massenhaft angewandt wird auch eine zweite Strategie. Das Virus verfällt in eine Art Winterschlaf. Seine Botschaft wartet dann »stumm« auf ihren Einsatz. Solange das Virus sich nicht regt, erkennt es sein Gegenspieler auch nicht und kann es nicht eliminieren. Seine Stunde schlägt erst zahlreiche Zellgenerationen später, wenn es durch äußere Einwirkungen wieder aktiv werden kann. Die Familie der Herpes-Viren ist in solcher Versteckungskunst geübt. Nach der Erstinfektion bringt das Herpes-simplex-Virus sich in die Ganglien – das sind die Schaltstellen der Nervenbahnen – in Sicherheit. Diese Nervenzellen liegen außerhalb des Abwehrfeldes. Deshalb können sie dort von der Abwehr des Immunsystems nicht attackiert werden. In dieser Phase vermehren sie sich aber auch nicht.

Den Vorgang des Scheinrückzugs kennt fast jeder von Herpes-simplex-Viren Befallene aus eigener Erfahrung: Wenn die Bläschen am Mund verschwunden sind, ist ihr Verursacher längst nicht beseitigt. Er ruht nur, bis er bei der nächsten kleinen Abwehrschwäche – etwa bei Erkältung, Streß oder nach intensivem Sonnenbaden – wieder erwacht.

3. In der Tiermedizin hat man einen dritten Trick studiert. Schweizer Wissenschaftlern fiel auf, daß der BVD-Erreger (Bovines Virusdiarrhoe-Virus) sich unverdrossen in einigen Rindern vermehrt, ohne eine Immunantwort auszulösen. Untersuchungen führten zu des Rätsels Lösung: Diese Rinder wurden schon früh im Mutterleib infiziert. Das Immunsystem der Föten erhielt deshalb nie die Chance, das Virus als

»fremd« zu erkennen, weil es zum Zeitpunkt der Infektion noch nicht gebildet war. Das Kalb besaß also eine spezifische Immuntoleranz und sorgte durch seine Körperausscheidungen (Harn und Kot) für die ständige Vermehrung des BVD-Erregers. Besonders perfide erscheint dabei, daß das Virus sich überall dort verändert, wo die Organismen Antikörper gegen es bilden. Es bleibt aber ohne Mutationen, wenn es unerkannt im Zellmaterial mitproduziert wird. Diese perfekte Doppelstrategie sichert das Überleben der Art.

Ähnlich schlau arbeiten Retro-Viren. Die Familie dieser RNA-Viren zeichnet sich dadurch aus, daß sie ihr Helferenzym, die Reverse Transkriptase, mitbringt. Dieser spezielle Eiweißtyp setzt die Vermehrung der viralen Erbinformation in der Wirtszelle in Gang. Die Reverse Transkriptase macht aus der RNA der Viren mit Hilfe der Zellfabrik einen DNA-Strang. Endogene Retro-Viren (innere Retro-Viren) haben sich vor Jahrmillionen von Jahren in die menschliche Erbsubstanz eingebaut und schlummern seitdem im Erbgut der Menschen. Forscher des Paul-Ehrlich-Instituts in Langen bei Frankfurt sind ihnen auf der Spur, seit sie in den achtziger Jahren unter dem Elektronenmikroskop Retro-Viren-Stücke (Partikel) in Zellkulturen vom menschlichen Hodentumor entdeckt haben. Der Virustyp löste in anschließenden Laborversuchen keine Infektion aus. Andere Forscher haben ähnliche Partikel im Gebärmuttergewebe und Brustkrebszellen gefunden. Wissenschaftler fanden heraus, daß normalerweise endogene Retro-Viren als winzige Stückchen (Erbmoleküle) existieren, die in der Erbinformation ihres Wirts fest verankert sind. Diese verstümmelten Viren kommen in allen Zellen des Körpers vor und werden von den Eltern auf die Kinder übertragen. Sie bilden einen kleinen Teil der menschlichen Genbausteine, scheinen aber nicht gefährlich zu sein. In Versuchen mit Mäusen hat sich herausgestellt, daß endogene Retro-Viren bei einigen Inzuchtstämmen Krebs auslösen. Sie sind auch an Erkrankungen beteiligt, in denen sich die körpereigene Abwehr plötzlich gegen die eigenen Zellen richtet (Autoimmunerkrankungen). Ob die beim Menschen entdeckten endogenen Retro-Viren ähnliches bewirken, weiß man noch nicht.

In der Meeresbiologie fiel eine andere Art von Virusbefall auf. Der virale Wechsel zwischen Passivität und Aktivität scheint einer Art Gleichgewicht zwischen Virus und Wirt zu dienen, das seinerseits zum ökologischen Gleichgewicht beiträgt. Forscher in Konstanz haben diesen Vorgang bei Algen bewiesen, die erst erkrankten, als sie Temperaturänderungen ausgesetzt wurden. Im allgemeinen vermehren sich die Algen unkontrolliert, wenn das Wasser wärmer wird. Bei den untersuchten Algen wurde aber die stumme Virus-DNA unter den veränderten Umweltbedingungen aktiv und sorgte dafür, daß die Wirtspopulation sich nicht zu sehr ausbreiten konnte. Statt der Erbsubstanz der Pflanze vermehrte sich die Erbsubstanz der Viren. Die Infektion setzte der Algenausbreitung Grenzen; das Virus steuerte somit die Populationsdichte und verhinderte eine »Algenpest«.

Welche Strategie das einzelne Virus auch anwendet, sein Ziel bleibt immer gleich: sich massenhaft zu vermehren. Eine einzige Zelle – ganz gleich ob bakteriell, pflanzlich, tierisch oder menschlich – stellt in wenigen Stunden etliche neue Viren her. Die Nachkömmlinge brechen aus der Wirtszelle aus und lassen sich zu neuen Zellen transportieren, wo sie ihr fleißiges Werk fortsetzen. Wie schnell das geht, zeigt ein Vergleich: 100 000 Menschengenerationen brauchen zwei Millionen Jahre, 100 000 Virengenerationen entstehen während einer einzigen Seuche.

Der Sinn und Zweck viraler Existenz ist es, Wirtszellen für die Produktion von Nachkommen zu mißbrauchen. Streß macht im Körper schlummernde Herpes-Viren munter. Andere, wie die Erreger der Erkältungskrankheiten, unterliegen einem beständigen Veränderungsprozeß, welcher der körpereigenen Abwehr die Arbeit erschwert. Beide Arten rufen Befindlichkeitsstörungen hervor. Andere Viren führen zu Krankheiten und sogar zum Tod. Ob die Keime auch Gutes und Nützliches im Innern ihres Wirts anrichten können, ist nicht bekannt. Darauf haben die Forscher ihr Augenmerk noch nicht gerichtet. Bislang steht das Virus als Krankheitserreger im Blickfeld, und sie schmieden im Interesse der ganzen Menschheit die Waffen, die den Überfall der unsichtbaren Feinde verhindern sollen.

6. Spurensuche: Wie Forscher den Kampf aufnehmen

Die Versuche, sich der Plage zu erwehren, sind so alt wie die viralen Attacken auf die menschliche Gesundheit. Doch wogegen sollte man kämpfen, wenn man nur die Auswirkungen sah? Der römische Arzt Aulus Cornelius Celsus riet im Jahre 30 n. Chr.: »Wenn der Hund tollwütig ist, muß das Gift mit einem Schröpfkopf herausgezogen werden.« Er hatte zwar einen Zusammenhang zwischen Tollwut und Hundebiß gesehen, seine Methode dürfte den Erregern der Krankheit (Lyssa- oder Rabies-Viren) aber so manchen Eintritt in die verletzte menschliche Haut gestattet haben. Und der endete tödlich. Doch die mittelalterliche Gegenwehr, tollwütige Hunde mit Knüppeln zu erschlagen, war gewiß auch nicht effektiver.

Eine zutreffende Krankheitsbeschreibung lieferte der griechisch-römische Arzt Claudius Galenus etwa 100 Jahre nach Celsus. Er nannte die Krankheit nach der die Infektion begleitenden Unfähigkeit zu trinken »Hydrophobie« und erwähnte die Krämpfe, die damit stets einhergingen. Die Auswirkungen der Attacke zu sehen, heißt aber nicht, ihren Verursacher bekämpfen zu können. Auch als die Forscher fast 1 000 Jahre später entdeckten, daß der tödliche Feind im Speichel und Blut infizierter Tiere steckte, half das noch nicht wesentlich weiter.

Den ersten großen Etappensieg gegen das Tollwut verursachende Virus konnte der französische Chemiker Louis Pasteur Ende des 19. Jahrhunderts verbuchen. Der Professor an der Pariser Universität Sorbonne begann 1880, nach dem »Gift der Tollwut« zu suchen. Bei Versuchen mit Infektionskrankheiten von Pflanzen hatte er gesehen, daß künstlich abgeschwächte Keime den Ausbruch einer Krankheit verhindern konnten. Die Erkenntnis, die Pasteur mit seinen Pflanzenversuchen gewonnen hatte, prüfte er an Hunden. Davon streunten in Paris zu jener Zeit genügend herum. Er isolierte den Erreger, indem er den Speichel tollwütiger Hunde durch den damals feinsten Filter passierte, der Bakterien nicht mehr hindurchließ. Dieses »Gift« verabreichte er Versuchstieren, die dadurch prompt tollwütig wurden.

Pasteur experimentierte anschließend mit anderen Versuchsanordnungen. Bald entdeckte er, daß der Speichel nicht mehr ansteckend wirkte, wenn man ihn zuvor trocknete. Woran es auch immer lag, diesem »Gift« war die zerstörerische Kraft durch Trocknen geraubt. Pasteur übertrug getrocknetes Rückenmarksgewebe infizierter Hunde auf andere Artgenossen. Denn es hatte sich erwiesen, daß der geheimnisvolle Erreger an dem Nervenzellstrang ebenfalls vorhanden war. Die Versuchstiere erkrankten nicht, auch dann nicht, als Pasteur ihnen später infektiöses Material verabreichte. Der Chemiker gewann zwei wesentliche Erkenntnisse: Die Tiere wurden gegen spätere Bisse eines tollwütigen Hundes immun. Und zweitens: Spritzte er einem bereits infizierten Tier abgeschwächte Keime, brach die Krankheit nicht aus.

Die Probe aufs Exempel machte Pasteur 1885 bei dem mehrfach von Hunden gebissenen Schäferjungen namens Joseph Meister, den er vor diesem Virus retten konnte. Der Ruhm des Tollwut-Besiegers verbreitete sich daraufhin schnell. Schon im folgenden Jahr ließen sich fast 3 000 Personen in Paris impfen. Doch so grandios der Sieg gegen den tödlichen Feind war, den Pasteur übrigens selbst nie gesehen hat, so wenig half die Schutzimpfung gegen andere virale Überfälle.

Viren und Bakterien rafften nicht nur immer noch Massen von Menschen in Epidemien dahin. Sie machten auch den Chirurgen zu schaffen. Nachdem die Äthernarkose 1846 entdeckt worden war, die den Chirurgen mehr Zeit zum Operieren gab, zögerten viele dennoch, öfter zum Skalpell zu greifen. Sie wußten, daß der unsichtbare Feind in der Luft darauf wartete zuzuschlagen und dem Operierten wochenlang schmerzhaften »Brand« oder eine »Blutvergiftung« bescherte, denen die Patienten oft erlagen. Der englische Chirurg Joseph Baron Lister kam auf eine glänzende Idee: Die Luft im Operationssaal sei deshalb »schlecht«, weil sich darin eine »Mikrobenfauna« aufhalte. Deshalb müsse man diese mit Karbolsäurewolken einnebeln. Der Erfolg ließ sich sehen: Die Sterblichkeit der Operierten sank allgemein, und die Chirurgen faßten wieder Mut.

Seit Jahrtausenden gehen die Mediziner nach dem Motto vor: »Wer heilt, hat recht.« Die ersten wirksamen Waffen gegen Viren beruhen auf einer abgewandelten Form dieses Grundsatzes: »Wer vorbeugt, hat recht, auch wenn er letztlich nicht erklären kann, warum die Schutzimpfung funktioniert.« Das beharrliche Studium der Krankheiten konnte zusammen mit dem technischen Fortschritt die Strategien des Menschen verfeinern. Apparate erwiesen sich als brauchbare Hilfsmittel. Zunächst waren es Meßlatten und Waagen, später kamen Uhren und Mikroskope hinzu. Sie steigerten die menschlichen Sinne und verhalfen ihnen zu immer wirksameren Bewältigungsstrategien.

Ein Apparat war schon in der Chemie gebräuchlich, ehe er die Geburtsstunde der Virologie einleitete: der Filter. Er erlaubte, Substanzen von einer Flüssigkeit abzutrennen. Anschließend konnten diese Stoffe und die durchgelaufene Flüssigkeit genauer untersucht werden. Der deutsche Pathologe Edwin Klebs verwendete 1871 als erster feinporigen Ton, durch den er das Blut eines an Milzbrand eingegangenen Tieres sickern ließ. Er wollte herausfinden, ob die Ursache der tödlichen Infektionskrankheit tatsächlich an die stäbchenförmigen Bazillen gebunden war, die er unter dem Mikroskop sehen konnte. Die Flüssigkeit (das Filtrat), die aus dem Tonfilter sickerte, spritzte er Versuchstieren ein. Sie erwies sich als nicht ansteckend. Der vom Filter abgekratzte Stoff konnte aber Milzbrand auslösen, nachdem er mit Flüssigkeit angereichert wurde. Louis Pasteur bewies wenige Jahre später, aber noch vor seinen Tollwutforschungen, durch Versuche mit Filtern, daß die Milzbrandstäbchen die alleinige Ursache der Infektion waren.

Mit Pasteurs Erkenntnissen hoffte die Wissenschaft, daß sich als Ursache aller Infektionskrankheiten Bakterien, Pilze oder Einzeller erweisen würden. Die für Bakterien undurchlässigen Filter erwiesen sich auch für den Alltag der Bakteriologen als segensreich. Sie ermöglichten es, das Trinkwasser keimfrei zu machen. Im Jahre 1888 zeigte sich der Filter abermals als wichtiges Mittel, mit dessen Hilfe die Waffen gegen Infektionskrankheiten geschärft werden konnten.

Die Wissenschaftler hatten beobachtet, daß die Krankheitserreger von Diphtherie und Wundstarrkrampf (Tetanus) sich auf Körperregionen begrenzten. Der Erreger der sogenannten Halsbräune blieb stets im Hals und genausowenig verließ der Verursacher des Starrkrampfes die Wunde. Dennoch konnten beide Krankheitszeichen (Symptome) in davon weitab liegenden Organen wie Herz und Gehirn ausgelöst werden. Die Forscher kombinierten, die Bakterien müßten ein Gift (Toxin) absondern, das durch den Körper wandere. Das würde die Fernwirkung der Infektionen erklären. Der französische Mikrobiologe Emile Roux, der lange Zeit mit Pasteur zusammengearbeitet hatte, preßte gemeinsam mit dem Schweizer Bakteriologen Alexandre Yersin das Gift durch Tonfilter aus Bakterienkulturen. Experimentell konnten sie mit diesem Stoff die Infektion an Versuchstieren auslösen. Während Roux und Yersin sich auf dieser Grundlage daran machten, Schutzimpfungen zu entwickeln, brachte das Ergebnis in der Wissenschaftsgemeinde die Frage auf, ob es solche Giftwirkungen auch bei anderen Infektionen geben könne.

Der russische Biologe Dimitri Iwanowski neigte zu der Annahme, daß die mosaikartigen Verfärbungen von Tabakpflanzen durch solch ein unsichtbares Gift verursacht würden, welches durch den Filter hindurchschlüpfte. Es könnte aber auch ein bislang noch unbekannter winziger Erreger sein, mutmaßte er 1892. Der Biologe hätte seine Hypothesen selbst überprüfen können, sagt heute der schweizerische Immunologe Jean Lindenmann. Iwanowski hätte bloß seinen Filter-Versuch in Serie gehen lassen müssen. Denn ein Gift, das mehrfach verdünnt wird, verliert allmählich seine Wirksamkeit. Lebende Erreger vermehren sich aber fleißig in der Nährlösung.

Wichtige Hinweise zur Natur des unbekannten Feindes kamen bald darauf vom deutschen Seuchenexperten Friedrich Löffler. Gemeinsam mit Paul Frosch erkannte er 1898, daß der Erreger der Maul- und Klauenseuche sich in lebenden Rindern und im Inhalt der Bläschen, die sich an den Lippen der befallenen Tiere bilden, fortpflanzte. Der giftige Stoff wuchs jedoch nicht auf dem Nährboden, mit dem die Forscher die Bakterien künstlich vermehrten. Die beiden Deutschen stellten fest, daß der Erreger aber durch bakteriendichte Filter schlüpfen konnten. Selbst unter dem bis dahin feinsten Mikroskop war er nicht auszumachen. Daraufhin setzte noch einmal eine stürmische Entwicklung in der internationalen Forschung ein, die 1900 in den Vereinigten Staaten zum ersten Gelbfieber-Virus-Filtrat und 30 Jahre später zum Impfstoff gegen die Krankheit führte.

Doch ansteckende Massenerkrankungen (Epidemien) wie die Spanische Grippe, die zwischen 1918 und 1920 etwa 20 Millionen Menschen das Leben kostete, degradierten solche Siege zu harmlosen Dolchstößen gegen eine übermächtige Armada ganz unterschiedlicher Killer. Erst die Entwicklung der Elektronenmikroskopie im Jahre 1931 erwies sich als Meilenstein in der Geschichte der Virologie. Der Apparat eröffnete Zugang zu einer bislang unbekannten Welt: dem Mikrokosmos von Zellen und Molekülen. Unter der zweitausendfachen Vergrößerung des normalen Lichtmikroskops, wie wir es heute aus dem Biologie-Unterricht kennen, hatte das unsichtbare Gift noch keine Gestalt angenommen. Als das Elektronenmikroskop es erlaubte, einen Gegenstand mehrere hunderttausendmal zu vergrößern, konnten Forscher den tückischen Winzling ans Licht zerren. Sie sahen, daß es runde, ovale und langgezogene Viren gab sowie solche, die wie eine Projektilkugel aussahen.

Den Feind zu sehen, heißt freilich noch nicht, die richtigen Waffen gegen ihn zur Hand zu haben. Die Virologie steht vor einem Dilemma: Wie soll sie eine Krankheit bekämpfen, die sich im Inneren einer Zelle abspielt? Da das Virus sein Leben so untrennbar mit dem Innenleben der Wirtszelle verknüpft, müßte das Gegenmittel nicht auch gesunde Zellen vernichten? Und wie sollte man einen Gegner vernichten, der sich ständig ändert und zudem zahlreiche Tricks kennt, sich im Körper zu verstecken?

Viren sind der tückischste Feind im Innern des Körpers. Die Bakteriologen hatten es da einfacher, Wirkstoffe gegen Bakterien zu finden. Die größere Mikrobe ließ sich in Glasschalen vermehren, so daß die Wissenschaftler mit dem Stoff experimentieren konnten. Da Bakterien anders als Viren spezifische Grundbausteine haben, suchte man nach Wirkstoffen, um sie gezielt gegen solche charakteristischen Bakterien-Elemente einzusetzen. Die Forscher fanden zwei Angriffspunkte: die Erbmasse im Zellkern und die Zellwand. Der deutsche Bakteriologe Gerhard Domagk entwickelte in den dreißiger Jahren auf chemischem Wege die Sulfonamide. Diese ersten Antibiotika verhinderten die Bildung neuer bakterieller Erbmasse. Sie wurden gegen die damals grassierenden Geschlechtskrankheiten eingesetzt.

Im Gegensatz zu Viren sind Bakterien von einer Zellwand umgeben. Die Forscher brauchten deshalb nur nach Substanzen zu fahnden, die Bakterienzellwände vernichten oder deren Neubildung lahmlegen. Denn ohne Zellwand kann ein Bakterium nicht überleben. Das Penicillin, das die Bildung von Zellwandbausteinen verhindert, wird seit den vierziger Jahren erfolgreich gegen Bakterien eingesetzt. Erstmals entdeckt hat das Antibiotikum 1928 der britische Bakteriologe Alexander Fleming bei einer »Panne«. Seine Bakterienkultur war verschimmelt, jedoch auf eine Art und Weise, die ihn stutzig machte. Rund um den Schimmelpilz klaffte ein Loch im Bakterienrasen. Fleming schloß daraus, daß der Pilz seinen Nahrungskonkurrenten, das Bakterium, durch »ein Gift« in Schach hielt. Diese Substanz nannte er Penicillin.

Doch was halfen die Erfolge im Kampf gegen Bakterien? Viren ketten sich an das Innere lebender Zellen an. Alle Versuche, Viruskulturen anzulegen, mißlangen. Wo Bakterien sich fleißig vermehren, gedeihen keine Viren. Um diese Art von Mikroben zu untersuchen, brauchte man also lebende Zellen. Der Weg für die erfolgreiche Erforschung von Viren bahnte sich erst in dem Moment an, als man entdeckte, daß sich einzelne Zellen der ungeborenen Leibesfrucht (Embryonalgewebe) und einiger innerer Organe künstlich außerhalb des Körpers vermehren lassen. Schon bald gelang es, solche Zellen mit Erregern zu infizieren. Kulturen aus Hühnerembryonen ersetzten die Kuhpocken-Forschungen mit Kälbern. Jetzt mußten bei den Forschungen mit Polio-Viren auch keine lebenden Affen, sondern nur noch Affennieren herhalten. Aus einer einzigen Affenniere konnten die Forscher mehr als 2 000 Zellkulturen herstellen.

Viren befallen auch Bakterien, wie Mikrobiologen herausfanden. Die bakterienspezifischen Viren erschienen 1940 erstmals unter dem Elektronenmikroskop. Seit dieser Entdeckung gehören die Bakterienfresser (Bakteriophagen) zu den meiststudierten Organismen der Erde. An ihnen ließen sich nicht nur die generalstabsmäßigen Überwältigungsstrategien der Viren nachvollziehen; sie dienten auch als Söldner im Kampf gegen Bakterien. Durch sie gewann die Forschung

Einsicht in die Grundprinzipien des Lebens. Und Generationen von Schülern erlernten an diesen Beispielen die Geheimnisse der Mikrobiologie. Endlich war das Zeitalter vorbei, in dem der Mensch seinem tückischsten Feind völlig hilflos gegenüberstand. Er begann, die Viren mit seinem in jahrzehntelangen, mühsamen Forschungen erworbenen Wissen über ihre Natur zu überlisten.

7. Neutralisation: Wie Schutzimpfungen das Virus entwaffnen

Vor dem Wissen steht die Erfahrung. So verhielt es sich jedenfalls in der Medizingeschichte. Manche Krankheiten bekam man nur einmal im Leben – sofern man sie überlebte. Diese Beobachtung erwies sich als Segen für die körperliche Unversehrtheit vieler Menschen: Daß man den Ausbruch der entstellenden Pocken unterbinden konnte, war etliche Jahrhunderte vor Edward Jenners bahnbrechender Impfstoff-Entwicklung bekannt.

Die auch Blattern genannte Infektion kam mit dem Ende der Völkerwanderung um das 6. Jahrhundert aus Indien über China nach Vorderasien und Südeuropa. Mit den Viren ging auch die Erfahrung einher, wie man ein tödliches Ende solcher Ansteckung verhindern kann. In China blies man Kindern Borkenpulver in die Nase und schob einen Baumwolltupfer mit frischem Eiter aus Pocken von Infizierten nach. Die Armenier gaben den Kindern Rosinen zu essen, in die man ein wenig vom Pockenschorf steckte, während die Russen die abheilenden Pusteln mit Honig mischten und die Kinder anschließend im Dampfbad gehörig schwitzen ließen. In der Türkei dagegen ritzte man eine kleine Verletzung in die Haut und brachte Pockenschorf auf die Stelle.

Die Mediziner nannten solche Methoden, mit echten Pockenpusteln zu impfen, Variolation. Dieses Verfahren trieb zuweilen seltsame Blüten. Tscherkessen und Georgier stachen ihre jugendlichen Töchter an verschiedenen Stellen mit Nadeln, die sie zuvor in Pockenpusteln getaucht hatten. Auf diese Weise wollten sie die Schönheit der Mädchen erhalten, verloren aber manchmal ein Kind. Historiker berichten auch von dem sogenannten »Pockenkaufen«. Dabei ließ man den eigenen Nachwuchs neben anderen Kindern schlafen, die an einer leichten Pockenerkrankung litten. Dennoch raffte der Schwarze Tod, wie die Pocken im gleichen Atemzug mit der ebenso gefürchteten Pest bezeichnet wurden, in regelmäßigen Abständen Massen von Menschen dahin.

Die Erfahrung und eine so einfache wie geniale Schlußfolgerung führten schließlich zur ersten Schutzimpfung. Edward Jenner maß der Beobachtung Bedeutung bei, daß die Melkerinnen in Gloucestershire, die sich bei ihrer täglichen Arbeit an den Kühen mit »Kuhpocken« ansteckten, nicht an den weitaus gefährlicheren Blattern erkrankten. Offensichtlich hatte die Infektion mit der harmlosen Rinderkrankheit die Mägde gegen die oft tödlichen Pocken immun gemacht. Jenner wollte es wissen und wagte ein Experiment, das aus heutiger Sicht nicht unumstritten ist: Er benutzte einen kleinen Jungen, James Phipps, als Experimentierfeld und impfte ihn mit Eiter, den er von der Hand einer Magd nahm.

Zehn Tage später bestellte er den kleinen James wieder in seine Landpraxis. Der Junge hatte mit dem erwarteten milden Krankheitszeichen reagiert, einer Pustel an der Impfstelle. Daraufhin impfte der Landarzt den Knaben mit dem Eiter eines Pockenkranken, wohl wissend, daß solche Impfungen (Variolationen) tödlich verlaufen können. Glücklicherweise überlebte der kleine James ohne entstellende Narben. Damit hatte sich für den britischen Landarzt bewiesen, daß die Infektion mit Kuhpocken den Menschen vor dem gefürchteten Schwarzen Tod schützen kann. Daß Jenner weder den einen noch den anderen Erreger je gesehen hatte und über deren Natur nicht Bescheid wußte, war demgegenüber zweitrangig.

Jenner veröffentlichte 1798 seine Arbeiten. Die Wissenschaft nannte diese Art, eine abgeschwächte Erkrankung mit lebenden Keimen künstlich zu erzeugen, »Vakzination«. Den Namen leitete man vom lateinischen vaccinia, zu deutsch Kuhpocken, ab. Die Vakzination konnte das altgediente, riskante Verfahren ablösen, kleine Mengen des lebenden Pocken-Virus als Auslöser der Immunisierung zu benutzen. Schon 1800 wurde die englische Armee mit Kuhpocken geimpft. Es dauerte nicht lange, und die europäische Sozialmedizin führte Massenimpfungen ein. Sie nahm damit einer der verheerendsten Seuchen den Schrecken.

Wir wissen heute, warum Jenners Schutzimpfung wirkte. Der Behandlungsansatz funktionierte, weil die spezifischen Substanzen des Kuhpocken-Virus, die das Immunsystem als »fremd« brandmarkte, den Antigenen der richtigen Pocken-Viren gleich oder zumindest zum Verwechseln ähnlich waren. Die körpereigene Abwehrtruppe macht zwischen den besonderen Kennzeichen der beiden Virusarten jedenfalls keinen Unterschied und bringt die entsprechenden, schützenden Gedächtniszellen hervor. Das bezeichnen die Forscher als die Immunantwort.

Jenners Pockenimpfung war deshalb erfolgreich, weil die Viren täuschend ähnliche Rezeptoren an ihren Oberflächen tragen. Von nun an konnte man die menschliche Abwehr aufrüsten, indem man sie frühzeitig an der ungefährlichen Verwandtschaft üben ließ. Das Immunsystem produziert Gedächtniszellen und Antikörper, ohne eine ernsthafte Schlacht in Gang setzen zu müssen, die einer Erkrankung gleichkommt. Sobald der gefährliche Vetter auftaucht, steht er vor einem Heer wehrhafter Antikörper und Gedächtniszellen, die ihn besiegen.

Pasteurs Tollwutimpfung, die er 1885 entwickelte, wirkte, weil die Lyssa-Viren künstlich abgeschwächt wurden. Pasteur hatte sie mit Formaldehyd amputiert. Derart entkräfteten Erregern fehlt die Fähigkeit, eine ernsthafte Erkrankung auszulösen. Sie vermehren sich langsamer in den Wirtszellen als ihre wilden Verwandten. Zur Auslösung einer effektiven Immunantwort aber reicht es allemal. Das Abwehrsystem nimmt die Eindringlinge wahr und beginnt seine wirkungsvollsten Waffen, die Antikörper und Gedächtniszellen, aufzufahren. Das Immunsystem bekommt einen gewaltigen Vorsprung vor den lahmen Erregern. Bevor diese sich massenhaft im Körper festsetzen können, werden sie aufgespürt und vernichtet. Nach dieser siegreichen Schlacht patrouilliert eine Reihe von Gedächtniszellen im Blut, allzeit bereit, ein Tollwut-Virus zu schlagen.

Die Methode des französischen Chemikers überzeugte die damalige Wissenschaft, wenngleich sie den Erreger immer noch nicht kannte. Man wußte nicht, was da neutralisiert wurde, man sah nur, daß es funktionierte. Viele Forscher versuchten, Pasteurs Erfahrungen auf den Kampf gegen Gelbfieber, Kinderlähmung, Masern und Röteln zu übertragen. Doch die meisten Versuche endeten mit Fehlschlägen, die unerklärlich blieben. Weder Hitze, aggressive Chemikalien noch Giftstoffe konnte die Erreger so amputieren, daß sie gleichzeitig auf ungefährlichem Niveau weiterlebten und gegen spätere Infektionen immunisierten. Der Erfolg gegen die Kinderlähmung gelang beispielsweise erst 1955.

Abgeschwächte Viren werden heute in den Impfstoffen gegen Kinderlähmung, Masern, Mumps und Röteln verwendet. Dazu nimmt man einen unnatürlichen Wirt, etwa angebrütete Hühnereier, in dem sich das Virus nur zaghaft bildet. Nach mehrfachem Überimpfen hat sich das geschmeidige Virus an seinen neuen Wirtsorganismus angepaßt. Eine neue Mutation ist entstanden, die sich im Menschen schwach entwickelt. Während das Mumps-Virus in Hühnerembryo-Zellen gezüchtet wird, vermehrt sich der Erreger der Kinderlähmung in Nierenzellen von Affen. Die in solchen Kulturen gewonnenen Viren regen in ungefährlicher Form und Menge die Vermehrung der wehrhaften weißen Blutzellen und Antikörper (Immunglobuline) an. Diese Kämpfer des körpereigenen Abwehrsystems richten ihre Waffen gegen den eingeschleusten amputierten Erreger und machen sich durch diese Übung für den Ernstfall fit.

Patienten mit einem geschwächten Immunsystem können aber durch Lebendimpfungen erkranken. Das eigentlich sichere Masernserum (Masernimpfstoff) kann zum Beispiel bei Leukämiekranken zu schweren Lungenentzündungen führen, unter Umständen sogar tödlich verlaufen. Möglich ist jedoch auch, daß der Impfstoff bei Gesunden schlichtweg nicht wirkt. Allerdings erweisen sich sehr wenige Geimpfte als solche Impfversager, bei denen sich keine Immunität einstellt. Bei einigen anderen verblaßt die Schutzwirkung der Impfung nach Jahren.

Im Jahre 1910 entdeckten die Wissenschaftler, daß manche Keime gar nicht mehr zu leben brauchen, um die schützende Wirkung auszulösen. Das war die Geburtsstunde des sichereren Totimpfstoffes, der den Krankheitserreger in nicht aktiver Form enthält. Wieder war ein wichtiger Sieg gegen den unsichtbaren Killer gelungen. Totimpfstoffe bestehen aus zerlegten Viren. Ihre Wirkkräfte sind Eiweiße, aus denen die virale Hülle gebildet wird. Diese besonderen Merkmale der Eindringlinge (Antigene) lösen die Immunantwort aus, ohne daß das Virus eine Wirtszelle zu seiner Vermehrung mißbrauchen kann.

Wissenschaftler züchten Viren für Totimpfstoffe in speziellen Kulturen und spalten sie anschließend chemisch auf. Das gewünschte Antigen wird in einem zweiten Schritt gereinigt, ehe es als Impfstoff zur Verfügung steht. Der heute verwendete Hepatitis-B-Impfstoff besteht zum Beispiel aus der gereinigten Eiweißhülle. Die Viren sind nicht infektiös, weil man ihnen die Erbinformation genommen hat. Sie können dem Körper deshalb keinen Schaden zufügen. Chemisch unschädlich macht man heute auch das Lyssa-Virus, das gegen Tollwut wirkt. Einige Grippe-Impfstoffe bestehen lediglich aus Bruchstücken der viralen Eiweißhülle, die vorher durch Versetzen mit Äther aus dem gefährlichen Keim herausgelöst wurden. Totimpfstoffe lassen sich im Körper

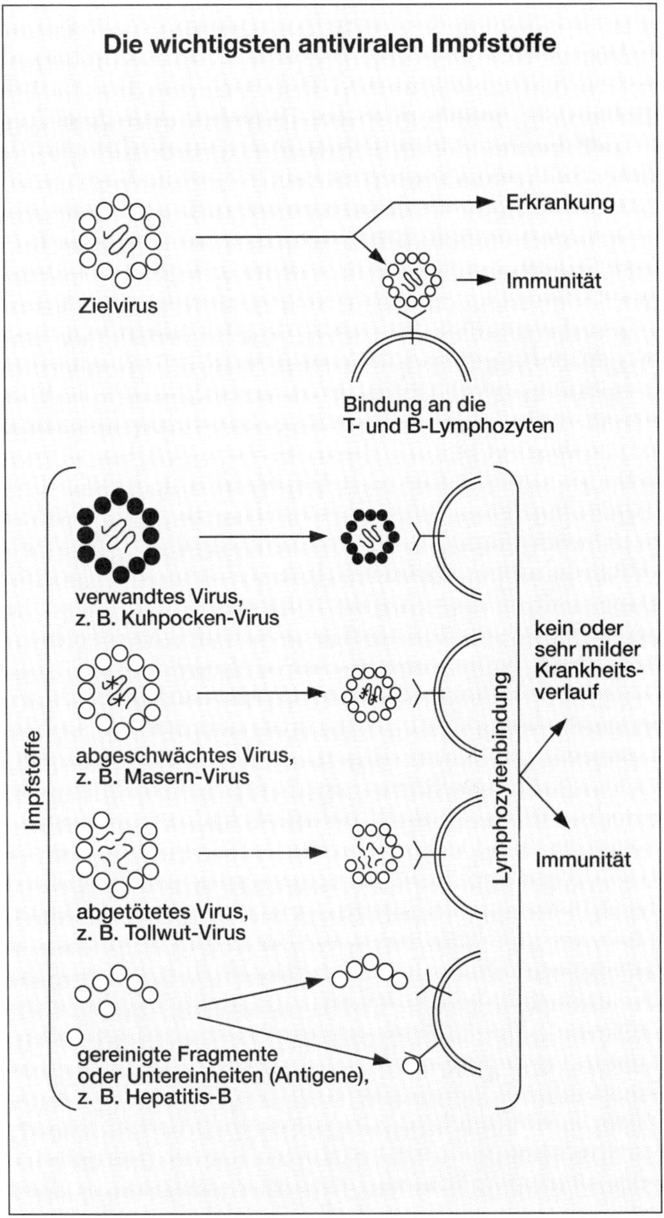
Die wichtigsten antiviralen Impfstoffe
Erkrankung
Immunität
Zielvirus
Bindung an die
T- und B-Lymphozyten
Impfstoffe
verwandtes Virus,
z. B. Kuhpocken-Virus
abgeschwächtes Virus,
z. B. Masern-Virus
abgetötetes Virus,
z. B. Tollwut-Virus
gereinigte Fragmente
oder Untereinheiten (Antigene),
z. B. Hepatitis-B
Lymphozytenbindung
kein oder
sehr milder
Krankheits-
verlauf
Immunität

aber nicht vermehren. Um die entsprechende Anzahl an Verteidigern im Blut zu haben, benötigt das menschliche Immunsystem deshalb zwei oder drei Dosen für die Erstimpfung und nach fünf bis zehn Jahren eine Auffrischung.

Das Züchten von Viren, denen die RNA oder DNA fehlt, gehört heute zur Routine. Solche Antigene werden mit abbaubaren Stoffen wie Milchsäure ummantelt und unter die Haut gespritzt. Gegenwärtig konzentrieren sich einige Forscher darauf – zum Beispiel die der pharmazeutischen Firma SmithKline Beecham in der Schweiz –, neue Wege zu finden, das menschliche Abwehrsystem gegen virale Attacken aufzurüsten. Ein Weg ist die gentechnologische Produktion von immunologisch bedeutsamen Bestandteilen der Erreger. Erst vor wenigen Jahren entdeckten Wissenschaftler, daß man nicht unbedingt ein virales Antigen braucht, um eine Immunantwort zu provozieren. Es reicht schon ein DNA-Abschnitt, der für die Herstellung solcher Hülleiweiße zuständig ist. Wird der entsprechende Abschnitt ins Muskelgewebe gespritzt und dort in die Erbinformation einer Wirtszelle eingebaut, kommt es zur Produktion von Antigenen. Diese Verfahrensweise hatte bislang im Tierversuch Erfolg.

Ein anderer Weg soll der aufkommenden Impfmüdigkeit begegnen. Da der Impfplan für Kleinkinder bis zum zweiten Lebensjahr heute etwa ein Dutzend Immunisierungen umfaßt, versucht man, kombinierte Stoffe herzustellen, welche die Zahl der Impfungen verringern können. In der Erprobung ist heute ein Lebendimpfstoff gegen Windpocken, der mit einem bereits bestehenden Masern-Mumps-Röteln-Serum (MMR-Impfung) kombiniert wird. Man testet einen Stoff, der den Kampf gegen Bakterien und Viren gleichzeitig aufnimmt. Einen Keuchhusten-Impfstoff, dem Gifte (Toxoide) gegen Diphtherie und Wundstarrkrampf eingepflanzt worden sind, erweiterte man um Antigene von Grippe-Typ-B- und Hepatitis-B-Viren. Eine Kombination von Impfstoffen gegen Diphtherie, Keuchhusten und Wundstarrkrampf mit einem Polio-Serum wird bereits angewendet.

Viele der heutigen Impfstoffe halten sich über längere Zeit bei Kühlschranktemperaturen. Die Waffe gegen Kinderlähmung wird zum Beispiel schon bei 37 Grad Celsius stumpf. Dann hat der Stoff 30 Prozent seiner Wirkung eingebüßt. Für die dritte Welt, wo die Kühlkette viele Unterbrechungen hat, könnte eine neue Entdeckung große Bedeutung erlangen: Ersetzt man das gewöhnliche Wasser der Impfstofflösungen durch Schwerwasser (D_2O), erhöht sich dadurch die Haltbarkeit bei Umwelttemperaturen. Impfstoffe sind dann nicht mehr auf Kühlung angewiesen.

Lebend verabreicht man im Moment abgeschwächte Viren gegen Kinderlähmung (Methode Sabin), Masern, Mumps, Röteln, Gelbfieber und Windpocken. Abgetötete Vertreter ihrer Art sind im Impfcocktail gegen Kinderlähmung (Methode Salk), Tollwut und Frühsommer-Meningo-Enzephalitis (FSME). Einzelne Antigene sollen als ungefährliche Attrappen die Immunantwort gegen Grippe und Hepatitis-B provozieren. Solche Schutzimpfungen gehören heute zu den wirksamsten und kostengünstigsten medizinischen Maßnahmen. Sie haben Millionen von Menschen vor dem Tod bewahrt und Milliarden schwere Krankheiten bis hin zu Verkrüppelungen verhindert.

Doch die Forscher träumen von einem universellen Impfstoff, der gegen alle gängigen Krankheiten immunisiert und nur einmal verabreicht werden muß. Der Weg dahin erweist sich als steinig und weit. Die Wirkung eines Antigens kann durch die Gegenwart anderer Antigene negativ beeinflußt werden. Noch ist die bequeme, einmalige Schutzimpfung nicht absehbar.

III. Große Schlachtfelder

1. Eroberter Kampfplatz: Pocken

»Der ganze Körper war mit Blattern übersät, das Gesicht zugedeckt, und ich lag mehrere Tage blind und in großen Leiden.« So schildert Johann Wolfgang von Goethe in seiner Autobiographie »Dichtung und Wahrheit« den Kampf seiner körpereigenen Abwehr. Das Gefecht zwischen dem Immunsystem und dem mächtigen Feind fesselte im Jahre 1758 den neunjährigen Jungen wochenlang ans Bett. Mit fast der Hälfte seiner Zeitgenossen teilte der große deutsche Dichter das Schicksal, von der gefürchteten Pockenkrankheit befallen zu werden. Goethe blieb genausowenig von den Spuren des Leidens im Gesicht und am Körper verschont wie die Komponisten Ludwig van Beethoven, Joseph Haydn und Wolfgang Amadeus Mozart.

Pockennarben sind die sichtbaren Male eines wütenden Kampfes, der im Innern des Menschen stattgefunden hat. Die Angreifer, Erreger der großen Gruppe der Orthopox-Viren, zählen mit 300 Nanometer Durchmesser zu den größten Viren überhaupt. Sie sind für Menschen wie Tiere gefährlich. Zwei Typen haben sich auf den menschlichen Wirt spezialisiert, das Variola maior und das Variola minor. Sie überstehen beide Pasteurs Verfahren des Austrocknens und werden erst bei Temperaturen über 60 Grad Celsius ihrer Gefährlichkeit beraubt. Auch Kälte und lange Abwesenheit von Wirtsorganismen machen dem Erreger wenig aus. Pocken-Viren können bis zu zehn Jahre warten, ehe sie in

Tröpfchen oder Staub den Weg über den Nasen-Rachen-Raum ins lymphatische Gewebe finden. Dort vermehren sie sich, treten in die Blutbahn und von hier aus dann in den ganzen Organismus ein.

Der Mensch reagiert auf das Schlachtgetümmel in seinem Innern anfangs mit hohem Fieber, begleitet von Kopf-, Rücken- und Lendenschmerzen, wie es Goethe auch durchlitten und beschrieben hat. Sechs bis zehn Tage später sinkt das Fieber, und der Körper wird mit Pusteln übersät. Sie beginnen um den elften Tag herum einzutrocknen. Der ansteckende Schorf fällt nach ein bis drei Wochen ab und läßt die Pockennarben zurück. Wie Goethes Beispiel zeigt, mußte man der Krankheit nicht gleich erliegen. Doch die häßlichen Narben bleiben oft nicht die einzige Spätfolge nach überstandener Infektion. Die Pocken können ein- oder beidseitige Erblindung, Taubheit, Lähmungen und andere Erkrankungen des Rückenmarks hinterlassen. Wenn die Pusteln bluteten, war das Variola maior am Werk. Es kostete etwa 70 Prozent der Befallenen das Leben. Variola minor zeigte sich harmloser. Diesem Pockenerreger fielen ungefähr 30 Prozent der Patienten zum Opfer.

Goethe hatte Glück, denn ihm blieben nur ein paar Pockennarben. Daß man diese aber beispielsweise auf dem bekannten Porträt »Goethe in der Campagna« von 1787 nicht sieht, obwohl der Maler, Johann Tischbein der Jüngere, sich streng an das gehalten hat, was er sah, muß nicht verwundern. Die Pockennarben übersah die Zunft beflissen, als hätte es ein ungeschriebenes Gesetz befohlen. Dieses scheint sich lange gehalten zu haben. Noch in unserem Jahrhundert ließ der sowjetische Führer Joseph Stalin die Pockennarben aus seinen Porträts retuschieren. Der Sowjet befand sich damit in wahrhaft blaublütiger Tradition. Denn Fürstenporträts mit Pockenkratern sind in der ganzen Kunstgeschichte nicht bekannt, obwohl der eine oder andere Porträtierte laut Aussagen von Chronisten deutliche Zeichen des Kampfes gegen das Virus im Gesicht getragen haben soll.

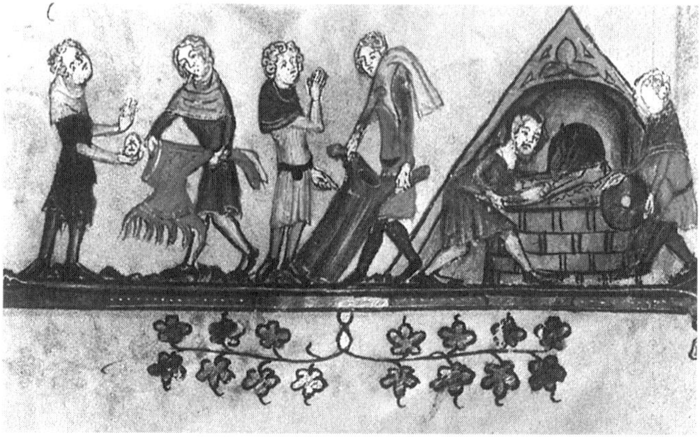

Infektionsschutz im Mittelalter: Das Verbrennen der Kleider sollte die Seuchenausbreitung eindämmen.

Pocken zählen zu den am längsten bekannten Infektionskrankheiten. Epidemien wüteten schon in China, Indien und Mesopotamien, ehe sie Europa heimsuchten. Der ägyptische König Ramses V. (um 1160 v. Chr. gestorben) galt als der erste namentlich bekannte Mensch, der vom Kampf mit dem Pockenvirus gezeichnet war. Archäologen haben auf der ledernen Haut seiner Mumie Pockennarben entdeckt. In Europa soll die Infektionskrankheit 429 v. Chr. in Athen zum ersten Mal aus dem Dunkel der Geschichte getreten sein. So interpretieren jedenfalls manche Medizinhistoriker die Darstellung der Seuche in Thukydides' Schrift »Der Peloponnesische Krieg«. Bischof Gregor von Tours erwähnte die Blattern um 590 v. Chr. und im 10. Jahrhundert verfaßte der persische Arzt Rhazes eine vorbildliche Beschreibung dieser Plage. Die erste exakte europäische Schilderung ließ jedoch noch gut 300 Jahre auf sich warten. Sie wurde als hochansteckende Krankheit zum ersten Mal 1240 von Gilbert Anglicus, einem englischen Mediziner, klassifiziert. Die Krankheit traf unterschiedslos alle Schichten; dem hochansteckenden Virus entkam kaum jemand. Das führte dazu, daß Kinder erst dann als Teil der Familie galten, wenn sie die Pocken überstanden hatten. Im 18. Jahrhundert starb erfahrungsgemäß jedes neunte Kind vor dem zehnten Lebensjahr an den Folgen dieser Krankheit. In manchen Steckbriefen diente es sogar als besonderes Kennzeichen des Delinquenten, keine Narben im Gesicht zu tragen. Die Narben dienten regelrecht als wandelnde Krankheitsstatistik. Der Pionier der Sozialstatistik, Johann Peter Süßmilch, konnte deshalb 1741 ganz lapidar bemerken: »Es ist aus Erfahrung erwiesen, daß fast alle Menschen Pocken bekommen.« Goethes Ära, das 18. Jahrhundert, erhielt den Beinamen Pocken-Zeitalter. Lediglich die Geistesgeschichte spricht noch vom »Zeitalter der Aufklärung«.

Daß die Krankheit unterschiedslos alle Schichten traf, versetzte der Aristokratie einen tiefen Schlag. Denn diese Erfahrung war neu. Sobald man die Übertragungswege von Krankheiten zu ahnen begann, ergriff man die nötigen Vorsichtsmaßnahmen. In der Mitte des 14. Jahrhunderts machte die Beulenpest noch keine Unterschiede zwischen den Ständen. 100 Jahre später fielen der Seuche nur noch die unteren Schichten zum Opfer. Inzwischen hatte man die Ratten als Urheber in Verdacht. Es war aufgefallen, daß dort, wo diese in großer Zahl lebten, die Pest am stärksten wütete. Ratten hielten sich zudem eher in Holzhäusern auf. Das Bauen von Steinhäusern, wie es bei den Wohlhabenden in Mode kam, erwies sich als wichtiger Schutz vor der Seuche. Erst später stellte sich heraus, daß die Beulenpest-Bakterien durch Flöhe übertragen werden, die ihren besten Wirt in Ratten fanden.

Auch Typhus und Ruhr zeigten sich als typische Erkrankungen der unteren Stände. Sie galten als Krankheiten der Erntehelfer, der umherziehenden Handwerksburschen, der unter freiem Himmel kampierenden Soldaten und der Landstreicher. Das Problem lag damals darin, daß sie sich nicht vor der Mahlzeit die Hände mit sauberem Wasser wuschen. Doch Hygiene war früher in der Ober- wie in der

Unterschicht ein Fremdwort. Wasser, das der Mensch nicht selbst mit Exkrementen und Abfällen aller Art verunreinigt hatte, floß selten. So griffen alle beherzt mit ihren fünf dreckigen Fingern in den gemeinsamen mittäglichen Topf und sorgten damit für optimale Lebensbedingungen der unheilvollen Mikroben.

Der Gebrauch der Gabel wurde im 18. Jahrhundert bei denjenigen üblich, die sich durch Manieren und Kleidung vom einfachen Volk abheben wollten. Das drängte glücklicherweise manche bakterielle Infektion zurück. Gegen Pocken aber konnten die höheren Stände kein Mittel finden. Die Oberschicht arrangierte sich mit der Existenz des allgegenwärtigen, aber unsichtbaren Feindes, indem man die Narben diskret vertuschte. In der Epoche, in der Puder und Pomade Wasser und Seife ersetzten, verdeckten Perücken, allerlei aufwendige Spitzengewänder und das eine oder andere Schönheitspflästerchen die Hinterlassenschaften von Infektionen und mangelnder Körperpflege. Dennoch konnte man nicht leugnen: Die Pocken versetzten der menschlichen Eitelkeit einen tiefen Schlag, und diese reagierte mit seltsamen Auswüchsen. Waren die zurückgebliebenen Narben zu auffällig, trug man eben eine Maske vor dem Gesicht, wie es aus dem 13. Jahrhundert vom Hofe des englischen Königs Edward I. überliefert ist. Maria Theresia, heißt es unter Geschichtsschreibern, hat 1767 nach ihrer überstandenen Pockeninfektion in der Wiener Hofburg die Spiegel verhängen lassen, da die große österreichische Kaiserin ihren pockennarbigen Anblick nicht ertragen konnte.

Ohne zu wissen, wie sie funktioniert, führte man im 18. Jahrhundert die Variolation ein. Aus England wurden erste Behandlungen im Jahre 1717 gemeldet, in denen Mediziner die Lymphe von Kranken direkt auf Gesunde übertrugen. Die Schriftstellerin und Frau des britischen Botschafters in der Türkei, Lady Mary Wortley Montagu, hatte das Erfahrungswissen brieflich in die Heimat übermittelt. Vier Jahre später kam die Variolation auf der britischen Insel in Mode.

Vorher hatte das Royal College of England die Methode in London an sechs zum Tode Verurteilten erprobt. Erfolgreich: Die Pocken vollstreckten das Urteil nicht.

So notierte Lady Montagu: »Die Leute lassen einander Anfragen zukommen, ob jemand aus ihrer Familie die Pocken haben möchte. Sie führen zu diesem Zweck ein Treffen durch, und sobald sie sich (gewöhnlich zu fünfzehn oder sechzehn Personen) versammelt haben, kommt die alte Frau mit einer Nußschale voll von bestem Pockenmaterial und fragt, welche Vene aufgeschnitten zu bekommen ihnen am angenehmsten sei. Mit einer dicken Nadel ritzt sie die von ihnen angegebene Vene auf (was nicht schmerzhafter ist als ein gewöhnlicher Kratzer) und bringt in die Vene soviel Material, wie auf einem Nadelkopf Platz hat.« Heute wissen wir, daß bis zu 10 000 Erreger auf einer Nadelspitze Platz haben.

Lady Montagu zeigte sich von der Wirksamkeit und Ungefährlichkeit des Verfahrens überzeugt: »Es gibt kein Beispiel dafür, daß jemand dabei gestorben wäre.« Die Lady dürfte den Mund etwas zu voll genommen haben. Man kannte Fälle, in denen es statt zu einer leichten Erkrankung, die immunisiert, zu einer voll ausgeprägten Pockeninfektion kam. Außerdem war die Impfflüssigkeit nicht selten mit anderen Mikroben verunreinigt. Manche Impflinge infizierten sich auf diese Weise mit Lepra, Syphilis oder Hepatitis-B.

Der Medizinhistoriker Manfred Vasold hält die Variolation heute für eine historische Maßnahme, die seiner Meinung nach eine weitere Verbreitung der Krankheit verhindert hat. Es mehren sich jedoch die Stimmen, die behaupten, die Variolation habe den Epidemien im 18. Jahrhundert erst Vorschub geleistet. Eine Neuentdeckung war die Methode, Gesunden vorbeugend eine Probe des infektiösen Stoffes zu verabreichen, jedenfalls nicht. Bereits die alten Zivilisationen kannten zahlreiche Wege, dem »tödlichen Gift« durch eine kleine Dosis die verheerende Wirkung zu nehmen. Fest steht letztendlich nur, daß die Variolation eine lukrative Einnahmequelle für Ärzte bildete.

König Ludwig XV. von Frankreich wurde noch mit der damals gebräuchlichen Methode des Aderlasses behandelt. Nach dem dritten Blutabzapfen mußte man dem siechen König die Letzte Ölung reichen. Er verschied kurz darauf am 19. Mai 1774. Als drei Jahre später auch Max II. Joseph von Bayern an der Infektion starb, geriet die Variolation auch auf dem europäischen Kontinent bei Hofe und in Adelskreisen in Mode. Umherziehende englische Ärzte boten ängstlichen, wohlhabenden Kontinentaleuropäern gern ihre Dienste an. Der große französische Philosoph Voltaire wurde ein begeisterter Anhänger dieses riskanten Verfahrens. Die russische Zarin Katharina II. sprach sich ebenfalls vehement für die Variolation aus. Dort, wo man die Ärzte nicht bezahlen konnte – auf dem Lande und bei den unteren Schichten –, versuchte man, sich mit anderen Methoden vor den tödlichen Pocken zu schützen. Ein gängiger bäuerlicher »Impfcocktail« bestand aus folgender Rezeptur: mit Branntwein gemischter und gepreßter Schafs- und Gänsekot.

Ausgerechnet das Zeitalter der Pocken brachte aber auch den ersten geschichtlichen Sieg über eine virusbedingte Infektionskrankheit. Kurz vor Ende des 18. Jahrhunderts gelang Edward Jenner die Vorarbeit für die erste massenwirksame Vorbeugemethode, die als Vakzination bezeichnet wird. Als erster Staat führten Bayern und Hessen im Jahre 1807 die Zwangsimpfung ein, und 1808 zog Österreich nach. Doch Europa mußte lernen, daß der unsichtbare Feind zurückschlug: 1817 in Edinburgh, 1823 in Berlin und ein Jahr später in Hamburg, Paris folgte 1825. Es gab immer wieder empfindliche Rückschläge, die zahlreichen Menschen das Leben kosteten. So fielen der verlustreichsten Pockenepidemie des 19. Jahrhunderts, nach dem Deutsch-Französischen Krieg 1870/71, mehr Menschen zum Opfer als dem Krieg selbst.

Wer einmal geimpft wurde, war offenbar nicht sein Leben lang gegen das »unsichtbare Gift« gefeit. Das mußten die Mediziner durch das lokale Wiederaufflackern der Pocken feststellen. Die Gesetzeslage entsprach also nicht mehr dem Stand medizinischer Erfahrung. Reichskanzler Otto von Bismarck läutete in Deutschland deshalb den letzten Kampf gegen den Pockenerreger ein. Im Impfgesetz des Jahres 1874 verpflichtete das Deutsche Reich seine Untertanen zur Zweitimpfung (Revakzination). Ein Jahr vorher hatte es in Deutschland 175 000 Pockenfälle und 100 000 Pockentote gegeben. Allmählich wurden pockennarbige Gesichter seltener und damit wuchs auch die Sorglosigkeit in der Bevölkerung. Man hörte auf, die Impfpflicht zu befolgen.

Nicht geimpfte, also nicht immune Kleinkinder bildeten die beste Angriffsfläche für die zähen Erreger. Kleinere Epidemien flackerten immer wieder auf, so noch 1955 in Frankreich und 1972 in Jugoslawien. Dies geschah, obwohl die Weltgesundheitsorganisation WHO (World Health Organization) 1959 eine weltweite Kampagne zur Ausrottung des Virus eingeleitet hatte. Inzwischen konnte man das unsichtbare Gift unter dem Elektronenmikroskop erforschen. Die Waffen waren geschmiedet. Zum ersten Mal in der Geschichte wollte der Mensch einen generalstabsmäßigen Schlag gegen seinen unsichtbaren Feind durchführen. Epochal war die Kampagne nicht nur deswegen.

Es herrschte der Kalte Krieg. Die Sowjets gaben den Anstoß zur Ausrottung der Krankheit. Und ihre ideologischen Todfeinde, die Vereinigten Staaten, gingen darauf ein. Beispiellos in der jüngeren Zeitgeschichte teilten sich die verfeindeten Supermächte die Arbeit. Während die Amerikaner vor allem in Afrika halfen, Dorf für Dorf nach Spuren des Erregers zu durchkämmen, versorgten die Russen Asien mit Impfstoff und Know-how. Die beiden politischen Giganten trugen nicht nur die Hauptlast der Kosten, sie bestritten auch zu gleichen Teilen die parallel laufenden Forschungen.

Allerdings erleichterten Schwächen des gemeinsamen Feindes die weltweite Kampagne. Die für den Menschen relativ harmlosen Tierpocken-Viren stammen immunologisch mit ihren gefährlichen Variola-Vettern überein. Auf diesem günstigen Umstand beruhte schon Edward Jenners Erfolg. Dank der Schutzimpfungen konnte der Erreger in der Ersten Welt bis auf ein paar Schlupfwinkel zurückgedrängt werden. In den Entwicklungsländern wütete das Virus weiter, weil der Impfstoff tropischen Verhältnissen nicht gewachsen und für eine ununterbrochene Kühlkette die Infrastruktur und das Geld – also der politische Wille – fehlten. So verzeichnete die WHO 1958 in mehr als 60 Ländern 280 000 Erkrankungen. Die multinationale Organisation schätzte jedoch aufgrund der Unübersichtlichkeit in vielen Entwicklungsländern die Dunkelziffer auf zwischen 20 und 30 Millionen. Die Zahl derer, die dabei ihr Leben oder ihr Augenlicht verloren, dürfte in die Millionen gegangen sein.

Die günstige Voraussetzung für den Großangriff bestand vor allem darin, daß Variola auf den Menschen angewiesen war. Konsequente Massenimpfungen und Krankenisolierungen mußten, so die Überlegung der Sozialmediziner, die Mensch-Variola-Mensch-Kette durchbrechen. Der Erreger konnte sich nicht in einen Zwischenwirt zurückziehen und von dort aus einen neuen Angriff vorbereiten. Als vorteilhaft erwies sich auch, daß ein Pockenkranker nur etwa drei Wochen lang ansteckend ist. Lange Zeiten, in denen das Virus unbemerkt im Körper sitzen und dabei den Weg zu anderen Wirten finden konnte, gab es nicht. Daß die Gedächtniszellen des Immunsystems nach einer wiederholten Schutzimpfung jedem Pocken-Virus gnadenlos zu Leibe rückten, begünstigte ebenfalls den Großangriff. Die lebenslänglichen Narben gaben den begleitenden Forschern zuverlässig Auskunft über den Immunstatus ihres Trägers. Man brauchte also nur Personen ohne Narben zu impfen.

Pocken waren dort, wo sie auftraten, für jeden schnell erkennbar. Dies bildete einen unschätzbaren Vorteil für die internationale Kampagne. 1978 schwärmten deshalb Gesundheitshelfer in die Dörfer von Indien, Indonesien und Westafrika aus, in der Hand hielten sie ein Foto mit einer pockennarbigen Person. Und sie brachten noch etwas mit:

die Versprechung, umgerechnet 1000 Dollar zu zahlen, wenn die Leute einen Pockenfall meldeten. Das bedeutete für die meisten Angesprochenen eine unglaublich hohe Summe. Sie wurde, wie die WHO nicht ohne Stolz mitteilte, jedoch niemals ausgezahlt. Die Meldungen, die in das eigens für diesen Zweck aufgemachte Gerüchteregister eingingen, entpuppten sich als Hautkrankheiten, Masern oder ungefährliche Affen- oder Hühnerpocken.

Die 200000 WHO-Helfer hatten zwischen 1967 und 1980 in den letzten großen Pockengebieten Afrika, Asien, Indonesien und Brasilien ganze Arbeit geleistet. Noch 1967, als das Ausrottungsprogramm anlief, wurden jährlich bis zu 15 Millionen Menschen angesteckt, starben zwei Millionen, wurden Hunderttausende blind und ebenso viele erlitten lebenslange Behinderungen. Ein gefriergetrockneter Impfstoff und verbesserte Nadeln, die eine genauere Dosierung erlaubten, verhalfen zu entscheidenden Siegen über das Pockengespenst. Sorgfältig ausgebildete Suchpatrouillen, Aufklärungskampagnen in Schulen und Dorfzentren sowie Laboruntersuchungen unzähliger verdächtiger Gewebeproben drängten den Erreger zurück.

Südamerika wurde 1971 pockenfrei, Indonesien ein Jahr später. Im Oktober 1975 konnte in Bangladesh der letzte Pockenfall Asiens zu den Akten gelegt werden. Gegen Ende des Jahres blieb lediglich das bürgerkriegsgeschüttelte Äthiopien übrig. Die WHO setzte Hubschrauber ein, um auch Menschen aufzuspüren, die in unwegsamen Gebieten lebten. Nachdem hier 1976 der letzte Pockenfall dingfest gemacht werden konnte, brach in der WHO Jubel aus. Jedoch zu früh: Der unsichtbare Feind hatte sich im menschlichen Schlachtgetümmel des Bürgerkrieges ins benachbarte Somalia abgesetzt und ließ sich dort von seinen Wirten auf Nomadenpfaden weiterbringen. Die WHO blies im Mai 1977 zum letzten Gefecht gegen das Virus. Nochmals spürten die Helfer mehr als 3000 Erkrankte auf. Den letzten Pockenkranken fand man Ende Oktober desselben Jahres. Die gigantischste

Gesundheitsschlacht, die die Menschheit je gesehen hat, war siegreich beendet. Das Endglied einer Jahrtausende dauernden Infektionskette, die viele Millionen Opfer hinterlassen hatte, galt als vernichtet.

Fachleute schätzen, daß die Kampagne etwa 30 Millionen Dollar gekostet hat. Um ein Vielfaches höher liegen freilich die Einsparungen im Gesundheitswesen. Dieses Wissen dürfte auch die beiden konkurrierenden Supermächte bewegt haben, sich gegen das Pocken-Virus zusammenzuschließen. Der Erreger wurde in ein paar Labors eingekerkert. Von dort aus startete er noch einige Angriffe, um sein Überleben zu sichern. 1973 starben in London zwei Personen, die sich an einem infizierten Angestellten des dortigen Pockenlabors angesteckt hatten. Fünf Jahre später erlag eine Medizinfotografin in Birmingham den Pocken. Ihr Arbeitszimmer lag zwei Stockwerke über einem Pockenlabor, und das Virus erreichte seine letzte Wirtin vermutlich durch das hausinterne Leitungssystem. Dank Sofortmaßnahmen beschränkte sich der Pockenausbruch auf die Fotografin und ihre Mutter.

Die Impfpflicht schaffte man 1978 in Deutschland ab. Der Erreger selbst ist aber vom Planeten nicht verschwunden. Ende 1980 arbeiteten noch weltweit sechs Labors mit Pocken-Viren. Die letzten offiziellen Bestände lagern heute in zwei Hochsicherheitstrakten. Die russischen Stämme wurden im September 1994 aus dem dichtbevölkerten Moskau nach Nowosibirsk gebracht. Die amerikanischen Stämme fristen ihr Dasein in einem speziell mit Ketten verplompten Behälter des Center for Disease Control in Atlanta. Beide Labors bewahren die Stämme nur auf, züchten sie aber nicht mehr. Denn inzwischen gibt es ungefährliche, künstlich erzeugte (geklonte) Variola-DNA. In den letzten Jahren analysierte man die gesamte Erbinformation mindestens dreier Virusstämme vollständig. Deshalb, erklärte das WHO-Komitee, sollten die beiden letzten verbleibenden Bestände vernichtet werden.

Doch was geschieht, wenn irgendwelche Militärs dieser Welt noch Pocken-Viren hätten, um sie als biologische Waffe einzusetzen? Graham Pearson, Kopf des Britischen Instituts für Chemische und Biologische Verteidigung in Porton Down, befürchtet, es gebe im Mittleren Osten und auf dem indischen Subkontinent Geheimlager für Pocken-Viren. Beweisen kann er es aber nicht. Denn im Unterschied zu chemischen Waffen ist die Einhaltung der Internationalen Konvention über biologische und chemische Waffen nicht nachprüfbar. Weder Hersteller noch Kaufverträge, Frachtpapiere oder sonstige Dokumente geben Auskunft über eine mögliche Kampfstoffproduktion. Unterirdische Chemiefabriken kann man mit geeigneten Überwachungsmethoden aufspüren. Nicht jedoch ein paar Proben von Pocken-Viren. Der mißtrauische Brite plädiert somit dafür, die offiziellen Stämme in Atlanta und Nowosibirsk nicht zu vernichten. Falls ein Staat leicht veränderte Viren entwickelt hätte, bräuchte man die natürlichen Stämme, um mit ihnen einen Impfstoff herzustellen. Denn wären die Oberflächenmerkmale des Virus verändert, könnte das Immunsystem den Feind nicht mehr erkennen. Die WHO hält die Gedanken des Briten für Hirngespinste. Denn die gefährlichen Variola-Pocken sind menschenspezifisch. Also müßte ein neuer Stamm auch an Menschen ausprobiert werden. Da das ethisch ausgeschlossen sei, experimentiere auch kein Staat mit Viren.

Die Angst vor unberechenbaren Militärs ist nicht die einzige, welche die Gegner der Pockenvernichtung umtreibt. Was passiert, wenn Pocken in tiefgefrorenen Leichen, irgendwo im Eis kalter Regionen darauf warten, ins Leben zurückzukehren? So unrealistisch diese Möglichkeit auch scheint, theoretisch ausschließen kann man sie nicht. Bislang gab es offenbar noch keine Gelegenheit, tiefgefrorene, jahrhundertealte Erreger wieder ins Leben zu befördern. Der Anfang 1992 in den italienischen Alpen entdeckte »Ötzi« soll jedenfalls nicht an Pocken gelitten haben, als er im Eis umkam. Bei ihm fand man den zähen Erreger nicht.

Es scheint schwierig, die tiefsitzenden Ängste gegen Pockenepidemien aus der Welt zu schaffen. Hinzu kommen Proteste von Wissenschaftlern, die glauben, mit der Zerstörung der Viren gingen unschätzbare Informationen verloren, die nur die ursprünglichen Vertreter ihrer Art hätten. Manche Ökologen wenden sich darüber hinaus aus prinzipiellen Erwägungen gegen das bewußte Ausrotten einer Art. Die WHO hat deshalb die Entscheidung, die letzten Pockenstämme zu vernichten, verschoben. Variola wird zunächst weiterleben: für die einen ein Damoklesschwert, für die anderen ein Schutzschild gegen unberechenbare Gefahren.

2. Wiederaufflackernde Scharmützel: Schnupfen und Herpes

Jedes Jahr wiederholt es sich: Kaum werden die Tage kürzer, kratzt es im Hals, kitzelt es in der Nase. Ein unbezwingbarer Niesreiz stellt sich ein – und schon gibt man als »Virenschleuder« einen von mehr als 100 Vertretern seiner Gattung an die Mitmenschen weiter. Derweil beginnt das eigene Leiden am Schnupfen-Virus, den die Wissenschaftler Rhino-Virus nennen. Die Nase trieft, die Nasenschleimhäute schwellen an und verweigern der Atemluft den Eintritt. Dann quält ein zähes, schleimig-eitriges Sekret das traktierte Organ. Der eklige Schleim ist nur mit Mühe durch abruptes Schneuzen ins Taschentuch zu befördern. Dazu schmerzt der Hals, pocht es an den Schläfen, tun die Glieder weh, und die Haut fühlt sich schweißig an. Es ist wieder Schnupfenzeit. Der Hausarzt zückt milde lächelnd Rezeptblock und Krankschreibung. Arbeitgeber und Kollegen im Betrieb ärgern sich.

Keines der Viren tritt mit solcher Regelmäßigkeit in Erscheinung wie der lästige Erreger, der beim Menschen die meisten der zahlreichen Erkältungsformen hervorruft. Viren können sich zwar nicht wie andere Mikroben rühmen, in die Weltgeschichte eingegriffen zu haben, doch sie sind es, die den Alltag unangenehm beeinflussen. Wahrscheinlich begleiten sie den Menschen bereits seit Urzeiten. Beschrieben wurde die Erkältung in unserem Sprachraum erstmals im 12. Jahrhundert. Damals übersetzte man das Werk des »Königs der Ärzte« genannten Avicenna aus dem Arabischen ins Lateinische. Der persische Arzt und Philosoph gab dem vorübergehenden Leiden im 11. Jahrhundert in seinem Handbuch der Medizin den Namen »Coryza«. Die moderne Medizin charakterisiert sie als eine nach Kälteeinwirkung akut auftretende katarrhalische Erkrankung der oberen Atemwege.

Manche Opfer kommen mit einem Kratzen im Hals davon, andere müssen mit grippalem Infekt das Bett hüten. Schnupfen-Viren füllen saisonal die Arztpraxen und schädigen die Volkswirtschaft um wesentlich mehr Geld, als sie Arzt, Apotheker und Pharmaindustrie an Einnahmen bringen. Dabei verursachen sie lediglich eine harmlose akute Infektion, eine Bagatellerkrankung, wie die Ärzte sagen. Nicht zu vergleichen mit der verheerenden Wirkung anderer Viren. Die vorsorglichen Japaner versuchen, die Verbreitung des zudringlichen Winzlings zu stoppen, indem sie einen Mundschutz tragen. Ob sich das vorbeugende Verhalten volkswirtschaftlich auszahlt, ist nicht bekannt. Gesundheitspolitisch gilt es jedenfalls als vorbildlich. Es hindert die staubkörnchengroßen Teilchen daran, den Sprung von Nase und Rachen des Infizierten in die Nasenschleimhäute des Nachbarn zu schaffen. Denn so, wie es der Schriftsteller Christian Morgenstern im dichterischen Überschwang reimte, verhält es sich in der Realität nicht: »Ein Schnupfenvirus hockt auf der Terrasse, auf daß es sich ein Opfer fasse.«

In Wahrheit bewegen sich die allgegenwärtigen Fieslinge in der Atemluft ihrer Opfer. Nicht allein dann, wenn triefnasige Zeitgenossen niesen und husten, sondern selbst wenn sie nur einfach atmen, reden oder singen. Die Viren kleben im feuchten Taschentuch und an Händen, die wir schütteln. Sie sind an nichtmetallenen Türklinken, die infizierte Mitmenschen vor nicht allzu langer Zeit angefaßt haben oder an dem Buch, das solche Zeitgenossen uns freundlich überreichen. Sie sitzen auf Geldscheinen und Kaffeetassen, sie schweben auf dem Wasser und wiegen sich im Wind.

Mehr als 100 verschiedene Schnupfen-Viren kennt die Wissenschaft. Die hüllenlosen kubischen Erreger gehören zur kleinsten RNA-Familie, den Picorna-Viren (italienisch: pico heißt ein Billionstel einer Einheit), deren Durchmesser 20 bis 30 Nanometer beträgt. Sie fühlen sich bei einer Temperatur von 33 Grad Celsius am wohlsten. Hitze vertragen sie nicht. Eine erhöhte Temperatur bringt die viralen Winzlinge nicht allein deshalb in Bedrängnis, weil mehr Wärme die Blutgefäße erweitert und der körpereigenen Abwehr mehr Platz und Durchflußgeschwindigkeit schafft. 37 Grad Celsius bedeutet für Schnupfen-Viren das »Aus«. Einfaches Händewaschen beseitigt sie ebenfalls zuverlässig. Außerdem halten sie ohne Wirt nicht lange durch, da sie nicht warten können. Eigentlich sind dies genügend Angriffspunkte, um sie vom Erdball zu tilgen.

Doch die Natur gleicht die mangelnde selbständige Überlebensfähigkeit durch Masse aus. Einmal geniest, schon sind Tausende von Erregern unterwegs zum nächsten Opfer. Setzt sich nur ein einziger Keim in einer Wirtszelle des Atemtraktes fest, zwingt er den unfreiwilligen Gastgeber, ihn tausendfach zu vermehren. Beim Katarrh der oberen Luftwege halten sich Millionen von Viren im Nasen-Rachen-Raum auf. Was sie an der malträtierten Schleimhaut hinterlassen, sieht unter dem Mikroskop aus wie ein blutrotes Schlachtfeld.

Diese Heerscharen von Viren können indes den Menschen nicht zwingen, ständig verschnupft herumzulaufen. Auch wenn sie sich letztlich als ungefährlich erweisen, fährt die körpereigene Abwehr ihr ganzes Arsenal auf, als ginge es um Leben und Tod. Die Flimmerhärchen der Schleimhaut befördern die Eindringlinge so lange sie können über den

Rachen in den Magen-Darm-Trakt. Das ist die Hölle für die Schnupfen-Viren. Denn im sauren Milieu des Magens können sie nicht überleben. Wer den Flimmerhärchen entkommen ist, muß vor einer anderen Truppe auf der Hut sein. Wehrhafte Freßzellen machen sich schon in Mund und Nase über die Fremden her. Beim Feindverschlingen produzieren sie gleichzeitig ein Eiweiß (endogenes Pyrogen), das der zuständigen Gehirnregion (Hypothalamus) meldet, es möge die Temperatur heraufsetzen. Zahlreiche T-Helferzellen unterstützen ihre Kollegen und senden den gleichen Boten ins Gehirn. Die erhöhte Temperatur bekommt dem Störenfried schlecht, während sie die Zahl der Abwehrtruppen vermehrt und deren Anmarsch beschleunigt. Für jene Einbrecher, die diese Verteidigung überstanden haben, schlägt die letzte Stunde zwischen dem fünften und siebten Tag. Dann hat die Abwehr genügend Erfahrungen gesammelt. Sie fährt ihre Superspezialisten – die Gedächtniszellen – auf, die das Scharmützel flugs beenden, indem sie jede Menge Antikörper produzieren. Diese gezielten Abwehrstoffe heften sich an die Eindringlinge und präsentieren sie den Freßzellen mundgerecht.

Eine lebenslange Immunität gegen dieses Schnupfen-Virus ist die Folge. Aber eben nur gegen diesen einen Typus und nicht gegen seine mehr als 100 Vettern. Diese zeigen sich zwar genauso zudringlich, sehen aber etwas anders aus. Ältere Menschen sind deshalb weniger oft erkältet als jüngere, weil sie mehr Infektionen durchgemacht haben und in ihrem Blut ein ganzes Heer spezialisierter Gedächtniszellen zirkuliert. Mit jeder überstandenen Erkältung bleibt jeweils einem der über 100 Schnupfen-Viren der Eintritt in den Organismus versagt. Manche afrikanischen Stämme nutzen die Erfahrung, daß sich ältere Menschen im allgemeinen als weniger infektionsanfällig erweisen als jüngere. Ist im Dorf jemand schwer erkrankt, baut man dem Fiebernden an abgelegener Stelle eine Hütte. Als einzige Kontaktperson pflegt ihn eine alte Frau.

Erreger von Erkältungskrankheiten können sowohl die Coxsackie-Viren als auch 32 Vertreter aus der Adeno-Familie sein. Selbst Bakterien beteiligen sich an Husten, Schnupfen und Heiserkeit. Die verschiedenen Keime im Körper richten etwas Ähnliches an. Ihre rasche Vermehrung im Nasen-Rachenraum sorgt für eine Entzündung. Daraufhin schwellen die Schleimhäute beträchtlich an und drücken auf spezialisierte Nervenzellen namens Schmerzrezeptoren. Diese senden Impulse zum Gehirn, was wir dann als Schmerz empfinden. Die Gewebsanschwellung reizt darüber hinaus die Hustenrezeptoren im Nasen- und Rachenraum. Das heißt mit anderen Worten: Erkältungs-Viren peinigen und halten die körpereigene Abwehr auf Trab.

Ein anderes Virus pflegt die Gunst dieser Stunde zu nutzen: Herpes simplex. Es findet seinen Weg beim ersten Mal meistens über den Atemtrakt, verschmäht aber auch den Eintritt durch verletzte Haut oder geschädigte Schleimhaut nicht, zum Verdruß des unfreiwilligen Wirts. Gerade beginnt die Erkältung abzuklingen, da fängt die Lippe an zu jucken und zu spannen. Kurze Zeit später hat sich eine schmerzhafte, mit Flüssigkeit gefüllte Bläschengruppe gebildet. Fachleute nennen das Herpes labialis, Lippenherpes. Die Bläschen trocknen innerhalb weniger Tage zu Krusten ein. Nach etwa acht Tagen ist die Heilung abgeschlossen, ohne Narben zu hinterlassen.

Wenn die Symptome verschwunden sind, hat sich deren Verursacher aber noch nicht verabschiedet. Infizierte scheiden die Viren noch Tage später aus. Befindet sich Herpes simplex einmal im Körper, läßt es sich nicht mehr vollständig vertreiben. Der listige Erreger hat außerhalb des Reviers seiner Gegner und weitab von der Infektionsstelle einen idealen Schlupfwinkel gefunden, von dem aus er seine Attacken startet. In den Schaltstellen der Nervenbahnen kann er vom Immunsystem nicht angegriffen werden. Dort schlummert er, bis eine Schwäche der Abwehr ihn wieder aktiv werden läßt. Das geschieht bei körperlichem oder psychischem Streß. Sportler trifft es zum Beispiel, wenn sie sich auf einen Wettkampf vorbereiten. Examenskandidaten erscheinen öfter mit Bläschen vor der Prüfungskommission. Manche Frauen entwickeln zum Zeitpunkt ihrer Menstruation pünktlich alle vier Wochen die Lippenbläschen. Wie das Virus den Weg zurück an die Haut findet, ist noch nicht bis ins letzte geklärt.

Herpes-simplex-Viren (HSV) sind zwei massenhaft verbreitete Abkömmlinge einer aus etwa 80 Mitgliedern bestehenden, weit verzweigten Familie von DNA-Viren. Ihre Größe beträgt zwischen 90 und 200 Nanometer. Unter ihrer kugeligen Hülle verbirgt sich ein kubischer Körper. Mehr als 90 Prozent der Bevölkerung muß sich mit HSV 1 herumschlagen. Dieser Erreger bevorzugt als Wirt Zellen in den Lippen. HSV 2 tragen mehr als 50 Prozent der Bevölkerung in sich. Sein Hauptangriffsfeld sind die Schleimhäute der Genitalien. Beide Typen wildern aber auch in den Revieren ihres jeweiligen Vetters. So tauchen HSV 1 gelegentlich auch an den Genitalien und HSV 2 an den Lippen oder der Nase auf. 90 Prozent der Infizierten zeigen keine Krankheitszeichen, können dem Virus aber durch Speichel, Urin und Stuhl Zugang zum nächsten Wirt verschaffen. Die meisten Menschen werden bereits im Säuglingsalter mit dem Erreger konfrontiert. Typisch ist die Ersterkrankung im Verlauf einer fieberhaften Allgemeininfektion. Der Säugling kann sich aber schon bei der Geburt durch Kontakt mit der Schleimhaut des mütterlichen Geburtskanals anstecken.

Beim zweiten Angriff bevorzugt das Virus die Stelle der Erstinfektion. In seltenen Fällen greift es aber auch woanders an. Aus den Nervenbahnen können die Erreger entlang der Gesichtsnerven (Trigeminus) zu den Augen gelangen. Diese akute Infektion der Bindehaut kann in schweren Fällen zum Erblinden führen. In den Industrienationen gilt der Befall der Augen mit Herpes-Viren heute als eine der häufigsten Ursachen für erworbene Blindheit. Tragisch kann es auch enden, wenn HSV entlang der Nervenbahnen ins Gehirn wandert. Hat der Erreger dort einen Wirt gefunden, kann seine Vermehrung eine Gehirn-Entzündung (Enzephalitis) hervorrufen. Früher starben 90 Prozent an dieser Form der Erkrankung. Dank eines speziellen antiviralen Mittels (Virostatikum) kann man die Herpes-Enzephalitis heute wirkungsvoll bekämpfen, indem sein Wirkstoff die Virusvermehrung im Keim erstickt.

Das antivirale Mittel ist das erste einer neuen Medikamentengeneration, auf die Wissenschaftler große Hoffnungen setzen: Nukleosid-Analoga, das heißt, der Wirkstoff ist den Bausteinen der Erbinformation zum Verwechseln ähnlich. Diese Medikamente gleichen einer Erbinformationsform, einem bestimmten Nukleosid. Dieses ist ein Zwischenschritt in der DNA-Verdoppelung. Der Wirkstoff des Medikaments trägt den Namen Aciclovir. Er befindet sich seit 1983 in einer Herpes-Salbe namens Zovirax im Handel. Sein Wirkungsprinzip: Er täuscht das Virus wie dieses die Wirtszelle täuscht.

Die DNA-Untereinheiten, die Nukleotide, sind im Strang hintereinander aufgereiht und miteinander verknüpft. Jedes Nukleotid besteht aus drei Teilen: Ein an eine Phosphatgruppe gekoppelter Zucker ist an eine der vier Basen Adenin (A), Thymin (T), Guanin (G) oder Cytosin (C) gebunden. In der Doppelhelix, zu der die beiden DNA-Stränge umeinander gewunden sind, liegt die Phosphatgruppe außen, und die Basen befinden sich im Innern. Wenn sich die DNA-Stränge trennen und jeweils mit einem neuen Tochterstrang paaren, kommt Aciclovir ins Spiel. Es gleicht dem G-Baustein der DNA. Das Herpes-Virus bringt ein Enzym (Thymidinkinase) mit, welches das G-Nukleosid nimmt und ihm ein Phosphat-Molekül zufügt. Dann wird das Molekül einem anderen Enzym (DNA-Polymerase) zugespielt, das es als einen der vier DNA-Baustein-Typen für die DNA-Kette verwendet.

Mit diesem Vorgang sorgt das Herpes-Virus für seine Vermehrung in der Wirtszelle. Aciclovir behindert sie dabei massiv. Da der Wirkstoff wie das virale Nukleosid aussieht, wird er von dem zuständigen Enzym als solches behandelt. Der virale Helfershelfer hängt ihm ein Phosphat an. Dann wird der blinde Passagier unerkannt weitergereicht an das nächste Enzym, welches das falsche Stück in die Kette einbaut. Das bedeutet dann das Ende der Virusvermehrung. Der DNA-Strang kann nicht gebildet werden, weil dem mit Aciclovir hergestellten Nukleotid die Anbindung für den nächsten Baustein fehlt. Die Wirtszelle stirbt zwar trotzdem, doch da weniger neue Viren entstehen, wird die körpereigene Abwehr besser mit den Erregern fertig.

Aciclovir ist der erste Wirkstoff, der gezielt den Eindringling in der herpesinfizierten Zelle bekämpft. Dort stoppt er die virale DNA-Verdopplung, nicht aber oder zumindest nicht in dem gleichen Maße die der zelleigenen DNA. Fachleute sehen in diesem hochspezialisierten Medikament zwar kein Heilmittel für alle Fälle; es beschleunigt jedoch den Heilungsprozeß und vermindert schwerwiegende Symptome.

Jedes Virus aus der Herpesfamilie hat eine spezielle Empfindlichkeit gegenüber dem Wirkstoff. Aciclovir drängt auch das Varizella-Zoster-Virus, den Erreger, der zwei Hautkrankheiten auslöst, zurück. Varizella steht als medizinischer Fachausdruck für Windpocken, Zoster für Gürtelrose, die früher im Volksmund auch »Feuer des heiligen Antonius« hieß. Die beiden Krankheiten wurden lange Zeit nicht in einem Zusammenhang gesehen. Im 19. Jahrhundert stritten sich Experten sogar noch, ob die Windpocken von den Pocken unterschieden werden müßten oder nicht. Erst 1952 konnten Antigen-Antikörper-Untersuchungen beweisen, daß der Erreger von Windpocken und Gürtelrose ein und derselbe ist. Wissenschaftler wiesen nach, daß Windpocken stets die Erstinfektion bilden.

Das Virus kommt wie seine Simplex-Vettern über den Atemtrakt in den Körper, vermehrt und verbreitet sich mit dem Blut im ganzen Körper, wo es an vielen Stellen akute Infektionen auslöst. Stecken sich Kinder an, sieht es dramatischer aus, als es ist. Windpocken gehören neben Masern, Mumps und Röteln zu den bekannten Kinderkrankheiten. Die Erreger der Kinderkrankheiten erweisen sich als so ansteckend, daß schon der Erstkontakt zum Ausbruch führt. Nach überstandener Infektion bleibt der Organismus in der Regel gegen eine wiederholte schwerwiegende Infektion gefeit. Bei den Windpocken werden juckende Bläschen zu gelbbräunlichen Pusteln, die nach zwei bis drei Wochen verkrusten, abfallen und narbenfrei verheilen. Gefährlich wird es nur, wenn Zweitinfektionen durch Aufkratzen der Bläschen entstehen.

Die körpereigene Abwehr von Kindern bewältigt den Abwehrkampf erheblich besser als die der Erwachsenen. Wie beim Herpes simplex bedeutet das Verschwinden der Symptome nicht, daß das Herpes varizella gänzlich vernichtet wurde. Es versteckt sich im Nervensystem, wo es im fortgeschrittenen Lebensalter seines Wirts aus seinem Schlummerzustand erwacht und die Rückreise an die Haut antritt. Dort bewirkt es den typischen Ausschlag mit Schmerzen und Fieber, der als Gürtelrose bekannt ist. Die Erkrankung kann auch an Augen und Ohren auftreten. Im Gegensatz zu Herpes simplex, das seinen Wirt sogar mehrmals im Jahr behelligen kann, bricht Herpes zoster meist nur einmal im Leben erneut aus. Eine Abwehrschwäche gibt dem lästigen Eindringling die Chance, auf der Haut zu wüten. Die Schwäche kann altersbedingt sein, mit einem Krebsleiden oder einer immununterdrückenden Medikamentenbehandlung einhergehen. Auch weiß man von Fällen zu berichten, in denen eine Schwangere das Leiden auf ihr ungeborenes Kind übertragen hat. Wie ein Erbfluch hat das Virus auf der Lauer gelegen und dem Säugling zwei Monate nach der Geburt eine schwere Gürtelrose an Armen und Schultern verpaßt. Während Ärzte in solchen Fällen früher nur die Symptome mildern konnten, macht Aciclovir sie heute behandelbar.

Lange Zeit waren Windpocken die einzige Kinderkrankheit, gegen die es keine Schutzimpfung gab. Die Plagegeister

Masern, Mumps, Röteln und der durch Bakterien (Streptokokken) verursachte Scharlach galten als besiegt, aber dem hartnäckigen Eindringling Herpes konnte die Medizin immer noch nicht beikommen. Für die meisten Menschen blieb dies unerheblich, in Einzelfällen kam es jedoch zu erheblichen Komplikationen. Für Leukämiekranke konnte die Infektion genauso tödlich enden wie für Tumorpatienten. Schwierigkeiten machte den Forschern vor allem die Tatsache, daß dieses Virus sich auf den Menschen konzentriert. Da es kein Wirtstier für den Erreger gibt, konnte man das Virus nur im menschlichen Gewebe züchten. Außerdem läßt es sich aus den Zellen nur mühsam entfernen. Erst 1984 gelang es in Japan und den Vereinigten Staaten, ein Impfmittel aus abgeschwächten, lebenden Viren herzustellen. Heute wird es gefährdeten Personen gespritzt. Aus einer schweizerischen Studie geht hervor, daß abwehrgeschwächte Personen darauf mit Gesichtsrötung reagieren, ihr Immunsystem aber Gedächtniszellen gegen den Eindringling herstellt.

Die Familie der Herpes-Viren geht mit dem menschlichen Organismus eine vielfältige und komplizierte Wechselbeziehung ein. Sie hat Wege gefunden, in den Menschen einzudringen und dort lebenslang zu bleiben. Dabei überwindet sie geschickt die körpereigene Abwehr. Wie sie jeweils wieder zum Leben erweckt wird, muß noch untersucht werden. Bis jetzt fand die Forschung heraus, daß Verletzungen, zuviel Sonnenlicht, Hormonveränderungen sowie Immunschwäche und künstliche Immununterdrückung bei Organübertragungen die Viren aus ihrem Versteck hervorlocken. Man weiß heute auch, daß es zwei Angriffsziele bei schwerwiegend verlaufenden Zweitinfektionen gibt: Die Herpes-simplex-Viren und die Erreger von Windpocken und Gürtelrose wirken auf das Nervensystem. Drei andere Herpes-Typen, das Epstein-Barr-Virus, das Zytomegalie-Virus und das Herpes-Virus Typ 6, befallen die B-Zellen (weiße Blutkörperchen) der körpereigenen Abwehr, wenn sie lange im Körper verharren konnten.

Das Epstein-Barr-Virus führt bei der Erstinfektion in der Kindheit selten zu einer Krankheit. Kommt man als Jugendlicher oder Erwachsener zum ersten Mal mit dem Erreger in Kontakt, löst er das im Volksmund als Kußkrankheit bezeichnete Pfeiffersche Drüsenfieber (infektiöse Mononukleose) aus. Die allgemeine Bezeichnung der Krankheit weist auf den Infektionsweg hin. Der Erreger wird durch Speichel übertragen. Das Zytomegalie-Virus provoziert ebenfalls eine Speicheldrüsenerkrankung und wird wie die anderen durch unmittelbaren Körperkontakt übertragen. Da es meistens schon vor der Geburt in den Fötus gelangt, ist es die häufigste virale Ursache für angeborene Krankheiten. Diese Herpes-Abkömmlinge können zu Defekten des Zentralnervensystems und der Sinneswahrnehmung führen. Untersuchungen in Amerika haben ergeben, daß ein Prozent aller Lebendgeborenen das Virus von Geburt an in sich tragen. Wissenschaftler des Deutschen Krebsforschungszentrums in Heidelberg und des Max-Planck-Instituts für Biochemie in München stellten 1993 fest, daß das für Menschen meist harmlose Zytomegalie-Virus dem nicht verwandten Jakob-Creutzfeldt-Virus zur Vermehrung verhilft. Das Jakob-Creutzfeldt-Virus verursacht eine seltene, lebensbedrohliche Infektion im Gehirn (progressive multifokale Leukoenzephalopathie), die bei Aids-Patienten auftritt. Die Forscher hoffen, daß die vorbeugende Gabe des antiviralen Stoffes Aciclovir Aids-Patienten vor dieser verhängnisvollen Infektion schützen kann.

Letztlich verläuft der Kampf des Immunsystems gegen die meisten Herpes-Viren und gegen die zahlreichen Erreger von Erkältungskrankheiten siegreich, wenn er auch nicht zur endgültigen Vernichtung des Angreifers führt. Aus der Sicht des Immunsystems sind die Kämpfe gegen diese beiden Virenfamilien bis auf Ausnahmen wie Aids, Leukämie oder Krebsleiden jedenfalls eher wiederkehrende Scharmützel. Die Ärzte wissen sogar von Fällen zu berichten, in denen eine beharrliche Infektion mit Lippenherpes lebensrettend wirkte. Anhaltende Bläschen konnten anzeigen, daß das Abwehrsystem mit anderen Zellfeinden beschäftigt war. Auf diese Weise wurden Krebsfälle rechtzeitig entdeckt.

3. In Schach gehalten: Masern, Mumps, Röteln und Kinderlähmung

Im Dezember 1986 kam der »Fluch des Gottes« wieder über das Dorf Khodiyarnagar im Westen Indiens: Der Hindu-Gott Baliya Bapa sandte das Unheil zu den Kindern. Wie gewohnt, wollten die Hindus den Zorn des Gottes nicht reizen. Sie schickten die fiebernden Kleinen mit den roten Flecken weder ins Krankenhaus, noch ließen sie einen Arzt an ihr Lager. Die Dorfgemeinschaft war überzeugt, nur »Puja«, eine althergebrachte Gebetszeremonie, könne Baliya Bapa besänftigen. Also beteten sie, bis alles vorbei war. 53 Kinder wurden auf diese Weise am Altar des Hindu-Gottes geopfert, indem man sie einfach sterben ließ. Nach dem Tod der Kinder feierten die Familien mit Süßigkeiten das Ende des göttlichen Fluchs. Trauer, glaubten sie, würde Baliya Bapa abermals erzürnen.

Vor dem Fluch, den der grausame Hindu-Gott schickte, hätten der Arzt oder das Krankenhaus die Kinder bewahren können. Das wußten auch die Leute im Dorf. Ihr fatalistischer Glaube verhinderte jedoch, daß die Masern bei den Kindern behandelt wurden. Das Verhalten der Menschen beruhte nicht auf Unkenntnis der Krankheit. Die Leute waren mit deren Verlaufsform ebensogut vertraut, wie man darüber in Europa informiert ist. Doch über das Schicksal der Kinder ließ das Dorf Baliya Bapa, den Masern-Gott, entscheiden.

Die Beschwerden beginnen harmlos. Husten und Heiserkeit, Augenbrennen, verquollenes Aussehen und erhöhte Temperatur sind typische Anzeichen für eine Infektion. Es könnte sich aber auch um eine banale Erkältung handeln. Einzig die Lichtscheu der Erkrankten gibt einen ersten Hinweis auf Masern. Erst wenn in der Wangenschleimhaut kleine weiße Flecken mit gerötetem Rand auftreten, ahnt man, was etwa drei Tage später zur Gewißheit wird. Um diese Zeit verschwinden die weißen Stippen, die Mundschleimhaut wird fleckig rot, das Fieber sinkt. Von den Ohren über Hals und Gesicht, dann über den ganzen Körper breiten sich dunkelrote Flecken aus, und das Fieber steigt sehr hoch. Nach drei bis fünf Tagen klingen die Flecken ab, dann ist meist auch das hohe Fieber wieder gesunken. Anschließend schuppt sich die Haut, und der Patient fängt rasch an zu genesen. Oder eben nicht, wie im Falle der Kinder von Khodiyarnagar: Eine bakterielle Zweitinfektion oder der Zusammenbruch des Kreislaufs, vielleicht auch die bei uns seltene Masern-Gehirnentzündung kostete die geschwächten Kinder das Leben.

Als eigenständiges Krankheitsbild sind die Masern in Europa seit dem 18. Jahrhundert bekannt. Nachdem der Erreger im 7. Jahrhundert mit den Sarazenen nach Europa eingeschleppt wurde, richtete er fast so große Verheerungen an wie die Pest. Der persische Arzt Rhazes hatte Masern erstmals um 900 n.Chr. als »hhasbah« definiert. Doch das hervorragende Wissen und die feinen Beobachtungen des arabischen Arztes vom Hofe des Kalifen in Bagdad fanden in Europa keine Beachtung, obwohl die mittelalterlichen Ärzte ansonsten vieles von der arabischen Medizin lernten. Bis ins 17. Jahrhundert hinein verwechselte man die Masern mit Scharlach und allen möglichen Arten von Fieberausbrüchen. Erst die exakten Beobachtungen des englischen Arztes Thomas Sydenham bei der Londoner Epidemie zwischen 1660 und 1664 definierten die Masern als eigenständiges Krankheitsbild. Sydenham nannte sie Fieberausbruch und ansteckende Krankheit. 200 Jahre später gelang die offizielle Abgrenzung gegen andere masernartige Rötungen der Haut – wie etwa den Röteln. Das Masern-Virus wurde wie alle Vertreter seiner Existenzform im beginnenden Zeitalter der Naturwissenschaften entdeckt (1911). Seit 1958 steht ein Impfstoff gegen den Erreger zur Verfügung. Fälle wie die des Ludwig van Beethoven, der schon taub war, als er seine letzten Partituren komponierte, muß es heute nicht mehr geben. Beethovens Versprödung der Knochen im Mittelohr war wahrscheinlich die Spätfolge einer Masernerkrankung.

Vor der flächendeckenden Einführung der Masernimpfung zeigten sich Mittelohrentzündungen und tödliche Hirnentzündungen häufig. Statistisch gesehen kann es heute in einem von einer Million Fällen noch zu einer solchen subakuten sklerosierenden Panenzephalitis (SSPE) kommen. Die Erkrankung beginnt mit Sprachstörungen und dem Nachlassen der Konzentrationsfähigkeit. Vor ihrem Ende, dem Tod, stehen Zuckungen der Gliedmaßen, Blindheit und schwere geistige Trübung. Ursache dafür ist die Auflösung des Fettmantels, der die Nervenfasern umgibt. Denn manchen Masern-Viren gelingt es, die Blut-Hirn-Schranke zu überwinden, welche die empfindlichen Nervenzellen schützt. Das Eindringen der Viren führt zum Untergang von Nervenzellen. Ob das Virus den Fettmantel der Nervenzellen angreift oder die durch das Virus irregeleiteten T-Zellen (weiße Blutkörperchen), weiß man bislang nicht.

Heute tauchen die Masern in Deutschland selten auf. Ihre Erreger sind allerdings lediglich in Schach gehalten, keineswegs aber besiegt. Dabei wäre der Keim aus der Familie der Paramyxo-Viren durch ein weltumspannendes Impfprogramm leicht auszurotten. Masern-Viren (Morbilli) haben sich auf ihre Wirte spezialisiert. Die Masern-Erreger vermehren sich nur im menschlichen Organismus und halten sich außerhalb lebender Zellen nicht lange. Befällt das Virus den Menschen, hinterläßt es eine lebenslange Immunität. Zirkulierten also in allen Menschen Masern-Gedächtniszellen, könnte sich das Virus – wie der Erreger der Pocken – nirgendwo mehr einnisten. Dennoch sterben heute rund eine Million Menschen jährlich an Masern. Vor 15 Jahren waren es der Kinderhilfsorganisation UNICEF zufolge noch zweieinhalb Millionen. Die Zahl der Erkrankungen verringerte sich in demselben Zeitraum von 75 auf 25 Millionen. Das ist angesichts der Möglichkeiten zur Ausrottung des Virus eine viel zu hohe Zahl. Ein schwerwiegender Grund für die vielen Todesfälle in der dritten Welt liegt im Impfstoff begründet. Es ist ein Lebendimpfstoff aus unschädlich gemachten Keimen, dessen Wirksamkeit von einer ununterbrochenen Kühlkette abhängt. Die Impfstoffe, die derzeit vor Ansteckung schützen, konnten sich zwar in Industriestaaten mit gemäßigtem Klima bewähren. Doch zusätzlich zu ihrer Hitzeempfindlichkeit mindert Licht die Schutzwirkung. Oft sind die Seren schon verdorben, wenn sie in tropischen oder subtropischen Ländern der dritten Welt verwendet werden. Es gibt zahlreiche Gründe für unterbrochene Kühlketten. Einmal fehlen die Ersatzteile für den Geländewagen; zur Regenzeit bleibt das Auto lange im Schlamm stecken, oder es mangelt an Treibstoff. Manchmal fällt auch einfach der Generator für die Kühlkammer aus.

Da mehr als eine Woche zwischen Ansteckung und Ausbruch der Krankheit liegt, geben Infizierte die Viren weiter, ohne es zu wissen. Das erschwert den Kampf gegen die Masern zusätzlich. Bei unterernährten Kindern wütet das Virus so massiv, daß sie an Lungenentzündung sterben. Nicht selten wirken auch banale Zweitkrankheiten wie Durchfall tödlich auf die geschwächten Organismen. Solche Brechdurchfälle werden meist durch harmlose Rota-Viren verursacht. In den Industriestaaten kommt es trotz eines guten Vorsorgesystems gelegentlich zu eng begrenzten Epidemien. Das liegt allerdings allein an einer allgemeinen Impfmüdigkeit. Fachleute schätzen, daß jeder Fünfte in Deutschland über keinen ausreichenden Schutz verfügt.

Das Virus dringt über Tröpfcheninfektion durch den Atemtrakt in den Körper ein. Es kann sogar als »fliegende Infektion« von Zimmer zu Zimmer in den Organismus gelangen. In den Schleimhautzellen der Atemwege vermehrt es sich und zerstört dabei seine Wirtszellen. Dann breitet es sich über Lymph- und Blutbahn weiter aus. Es ist imstande, Blut, Haut, Leber, Lunge, Mandeln und Milz zu befallen. Als Wirtszellen wählt der durchtriebene Eindringling ausgerechnet zwei seiner wichtigen Gegenspieler: die Freßzellen und die weißen Blutzellen. Etwa drei Wochen nach der Ansteckung und weniger als zwei Wochen nach Ausbruch der ersten Symptome gewinnt jedoch das Immunsystem eines stabilen Organismus die Oberhand. Die Gedächtniszellen haben dann die Schlappe der vergewaltigten Abwehr wettgemacht.

Selten überwindet das Virus die Blut-Hirn-Schranke und gelangt ins Gehirn. Die größtenteils aus Hüll- und Stützgewebe (Gliazellen) bestehende Schutzeinrichtung bewahrt die Nervenzellen vor schädlichen Stoffen. Unter welchen Umständen die Schranke für Viren durchlässig wird, ist nicht genau erforscht. Das Virus verhält sich in den Nervenzellen jahrelang ruhig. Den Untersuchungen des Würzburger Virologen Volker ter Meulen zufolge lassen sich die infizierten Nervenzellen die virale Botschaft nicht vollends aufzwingen. Sie verweigern die Bildung wichtiger Virusbestandteile. Die wenigen Viren, die noch in den Nervenzellen entstehen, sind verkrüppelt und ungefährlich. Trotzdem gelingt der zelluläre Widerstand nicht immer. So kann es im Gehirn zu lebensgefährlichen Entzündungen kommen. In welchen Schritten und unter welchen Umständen, konnten die Wissenschaftler noch nicht entschlüsseln.

Trotz dieser Einzelfälle, die theoretisch auch durch eine Impfung ausgelöst werden können, gilt die Masernimpfung als Paradebeispiel für einen lebenslangen Schutz gegen den Ausbruch einer Krankheit. Es sind aber vor einigen Jahren Masern bei geimpften Personen aufgetreten. Diese seltenen Fälle bilden ein weiteres Rätsel, das die Masern-Viren den Forschern aufgeben. Außerdem bringen einige Wissenschaftler bislang nicht kontrollierbare Krankheiten wie Multiple Sklerose mit dem Erreger in Zusammenhang. Die entzündliche Darmkrankheit Morbus Crohn führt man neuerdings ebenfalls auf diesen Erreger zurück. Schwedische Forscher meinen, daß eine Infektion mit den Viren im Mutterleib dafür verantwortlich sei.

Masern zählen mit Mumps, Röteln und Windpocken zu den Virusinfektionen, die vorwiegend im Kindesalter auftreten. Ein gesunder kindlicher Organismus, der durch Hygiene und Bettruhe vor Zweitinfektionen behütet wird, übersteht die Erkrankung. Seine Abwehr baut nach zwei bis drei Wochen einen Schutz auf und hält das Virus dann problemlos unter Kontrolle.

Wie die Erreger der Masern gehören die Mumps-Viren zu den Paramyxo-Viren, die Menschen in aller Welt belästigen. Die kugelförmigen, umhüllten RNA-Viren sind zwischen 100 und 120 Nanometer groß. Sie erreichen ihren Wirt durch Tröpfcheninfektion sowie Direktkontakt und setzen sich in den Schleimhäuten des Nasen-Rachen-Raums fest. Zwölf bis 25 Tage dauert es, bis die ersten Krankheitssymptome auftreten. Dann ist die Diagnose klar: Mumps, im Volksmund auch Ziegenpeter, Bauernwetzel oder Wochentölpel genannt. Mediziner sprechen von der Parotitis epidemica, weil sich hierbei die Ohrspeicheldrüse (Parotis) entzündet.

Schon der griechische Arzt Hippokrates beschrieb das hervorstechende Krankheitsmerkmal im 3. Jahrhundert v. Chr., als er sich mit einer Epidemie auf der Insel Thasos beschäftigte. Er schrieb, daß die Schwellung vor den Ohren bei den jungen Männern auftrete, die den Kampfplatz oder die Turnhalle besuchten. Sie litten außerdem unter schmerzhaften Entzündungen der Hoden. Epidemiologen können heute beweisen, daß Jungen doppelt so häufig wie Mädchen an der Krankheit leiden. Wenn die Krankheit nach der Pubertät ausbricht, sind tatsächlich oft auch Hoden und Eierstöcke virusbefallen. 400 Jahre nach Hippokrates bezeichnete der römische Gelehrte Aulus Cornelius Celsus den Mumps als Halsschwellung. Erst im 19. Jahrhundert galt Mumps als eigenständige Krankheit; man erkannte damals auch dessen extreme Ansteckungsgefahr. Im Jahre 1945 machte man das Virus dingfest und 1951 gelang die Entwicklung eines inaktivierten Impfstoffes.

Etwa die Hälfte der Infektionen verläuft ohne Symptome. In den anderen Fällen beginnt die Krankheit mit der sichtbaren Anschwellung vor einem Ohr, die andere Seite schwillt ein bis drei Tage später an. Fieber sowie Kopf- und Gliederschmerzen begleiten die spezifischen Symptome. Oft ist auch die Mundschleimhaut entzündet, und das Kauen schmerzt. Bis zu acht Tage tobt der Kampf der körpereigenen Abwehr gegen den Eindringling bei Kindern und Jugendlichen. Dann sinkt das Fieber, und die Schwellungen gehen zurück, falls keine Komplikationen auftreten. Wenn die Viren in die Bauchspeicheldrüse gelangen, verursachen sie dort heftige Schmerzen, und der Patient muß sich zudem übergeben. Die flinken Übeltäter können sich auch in die Hirnhaut, die Tränendrüsen, die Schilddrüse und in die Thymusdrüse, die Wiege der wehrhaften T-Zellen, einnisten. Eine weitere Komplikation bei Jugendlichen stellt der Befall der Geschlechtsorgane dar, der bis zur Unfruchtbarkeit führen kann. Als Spätfolge davon ist die Zuckerkrankheit (Diabetes mellitus) bekannt.

Gegen Mumps wird heute mit dem Virusstamm »Jeryl Lynn« geimpft. Seine Bezeichnung leitet sich von dem Vornamen der amerikanischen Patientin, aus deren Blut das Virus ursprünglich isoliert wurde, ab. In Embryonalzellen von Hühnern züchtet man die Erreger weiter. Mumps-Viren werden wie ihre Vettern, die Erreger der Masern, bei der Impfung in amputierter Form unter die Haut gebracht. Seit 1981 gilt eine Kombinationsimpfung, die MMR-Impfung, im fünfzehnten Lebensmonat als üblich. Dabei werden die beiden abgeschwächten Vettern aus der Paramyxo-Familie mit dem Rötelnerreger (Rubella) aus der Familie der ungleich kleineren Toga-Viren zusammen verabreicht. Diese verhüllten kubischen RNA-Viren sind etwa 40 bis 70 Nanometer klein. Besonders für Mädchen empfiehlt es sich, vor der Pubertät eine Zweitimpfung mit dem Rötelnimpfstoff vorzunehmen, damit sie während der Schwangerschaft geschützt sind.

Die Röteln bezeichnete man lange Zeit als harmlose virale Krankheit, bis der australische Augenarzt Norman Gregg 1941 starke Mißbildungen von Säuglingen nachwies, die diese als Folge einer Infektion der schwangeren Mutter davontrugen (Rötelnembryopathie). Oft verläuft die Ansteckung unbemerkt und geht lediglich mit Mattigkeit, Kopfschmerzen und leichtem Schnupfen einher. Doch für den Embryo hat diese Ansteckung eine chronische Infektion zur Folge. Eine Infektion mit dem Röteln-Virus kann Ursache für eine Fehlgeburt sein. Das Kind trägt vorwiegend Augen- und Herzschäden davon, wenn die Mutter in den ersten drei Schwangerschaftsmonaten ungeschützt Kontakt mit dem Virus bekommt. Steckt sie sich nach dem vierten Monat an, treten hauptsächlich Gehörschäden bis hin zur Taubheit auf. Die meisten rötelninfizierten Babys wiegen bei der Geburt zu wenig und haben Wachstumsstörungen; etwas weniger als die Hälfte leidet unter Gehirnstörungen. Greggs alarmierende Feststellung ließ die Virusforscher nicht ruhen. Sobald die mögliche Gefahr für Ungeborene bekannt war, suchten die Forscher nach einem Mittel, das vor der Ansteckung schützen kann. Seit 1966 steht nun ein sicherer Impfstoff bereit.

Röteln werden oft als »leichte Masern« beschrieben. Die Viren befallen zunächst den Masern-Rachen-Raum und nisten sich in die Schleimhautzellen ein. Erkennbar ist die Erkrankung, wenn die Lymphknoten geschwollen sind und besonders im Nacken empfindlich auf Druck reagieren. Diese ersten Symptome treten zwei bis drei Wochen nach der Ansteckung auf. Etwa zwei Tage darauf folgen die typischen runden bis ovalen blaßroten Flecken auf hellem Grund. Der Hautausschlag beginnt hinter den Ohren und breitet sich über Gesicht und Hals aus, um sich schließlich am ganzen Körper zu entfalten. Dann ist das Virus über Lymphsystem und Blutbahn zu den Hautzellen gewandert. Bei manchen Infizierten bleiben diese typischen Flecken aber auch aus. Das begleitende Fieber steigt selten über 38 Grad Celsius.

Konsequenter Impfschutz hält Röteln wie Masern und Mumps in Schach. Mit abgeschwächten Viren als Schutzschild kann dem Menschen kaum etwas passieren. So verhält es sich auch bei einer bis in die fünfziger Jahre des 20. Jahrhunderts in Europa gefürchteten Krankheit: der spinalen Kinderlähmung oder Poliomyelitis.

»Schluckimpfung ist süß – Kinderlähmung ist grausam«, so hieß das Motto einer großangelegten Impfkampagne in der Bundesrepublik Deutschland Ende der fünfziger Jahre. Die Ärzte kamen in die Schulen, manche Klassen gingen auch geschlossen ins Gesundheitsamt. Der Leitspruch verwies gleich auf die Art der Impfung. Die Ärzte träufelten ein paar Tropfen mit abgeschwächten lebenden Polio-Viren auf ein Stück Zucker und schoben es den Kindern in den Mund. Der Erfolg konnte sich sehen lassen. Noch in den fünfziger Jahren kämpften etwa 10 000 Menschen mit dem Erreger und trugen zum Teil erhebliche Behinderungen davon. Etwa 700 fielen der Krankheit zum Opfer. Mitte der sechziger Jahre kannte die Statistik noch 50 Erkrankungen und nur noch fünf Todesfälle.

Doch die Schluckimpfung steht auch in der Kritik. Ihre Gegner führen ins Feld, daß heute durch Polioimpfungen schwerere Erkrankungen entstünden als durch Wildviren. Eine Zahl aus Holland gibt allerdings zu denken: Dort erkrankten 1992 genau 71 Menschen an der einst gefürchteten Kinderlähmung. Das Wildvirus war aus Indien eingeschleppt worden. Die Kranken gehörten zum Umfeld einer Gruppe, die Impfungen aus religiösen Gründen ablehnen.

Die volkstümliche Bezeichnung Kinderlähmung ist mißverständlich. Das Virus befällt sowohl Erwachsene als auch Kinder und bewirkt eine Entzündung des Zentralnervensystems, die in verschiedenen Stadien verläuft und zur Lähmung führen kann. Durch den Nasen-Rachen-Raum gelangen die Erreger der Poliomyelitis in den Verdauungstrakt. Sie verursachen Fieber, Kopfschmerzen und Appetitlosigkeit. Die Inkubationszeit beträgt drei bis 14 Tage. Als Wirte mißbrauchen die Polio-Viren die Schleimhautzellen des Verdauungstraktes. Von dort aus gelangen sie mit dem Stuhl wieder in die Außenwelt. Die Infektion breitet sich über verseuchtes Trinkwasser und Schmierinfektionen aus, beispielsweise indem man mit Speichelresten eines Infizierten in Berührung kommt. Dies bildet die erste Stufe der ungefährlichen Infektionsvariante.

Der Erreger kann jedoch in fünf Prozent der Fälle ins Rückenmark weiterwandern. Dann steigt das Fieber etwa eine Woche nach Auftritt der ersten Beschwerden wieder an. Während des Abwehrkampfes, den die Immunzellen dort im akuten Stadium führen, sind starke Lähmungserscheinungen zu beobachten. Die Nervenzellen, in denen das harte Gefecht ausgetragen wurde, können nicht mehr repariert werden. Deformierte Gliedmaßen, Schlottergelenke und massiver Muskelabbau bleiben die Folgen einer Erkrankung.

Der Entdecker der Blutgruppen und des Rhesusfaktors, Karl Landsteiner, kam dem Erreger zusammen mit seinem Kollegen Hugo Popper 1909 mittels der Filtriertechnik auf die Spur. Es gelang ihnen, Affen mit der Krankheit anzustecken und das Virus daraufhin ausgiebig zu untersuchen. 1934 wurden drei verschiedene Typen des hüllenlosen, zwanzigflächigen Erregers entdeckt. Erst neun Jahre später machte der Forscher Arne W. Tiselius den Erreger selber unter dem Elektronenmikroskop dingfest. Das Polio-Virus gehört mit den Auslösern des Schnupfens und des Hepatitis-A- zu den Picorna-Viren. Zwei andere Vertreter der Gruppe, die Coxsackie- und Echo-Viren, verursachen hingegen Hirnhautentzündungen (aseptische Meningitis).

Seit 1954 brauchen die Forscher keine lebenden Affen mehr, um die Menschheit vor der Polio zu schützen. Kulturen von Affennieren standen der Wissenschaft jetzt zur Verfügung. Prompt entwickelte der Amerikaner Jonas E. Salk ein

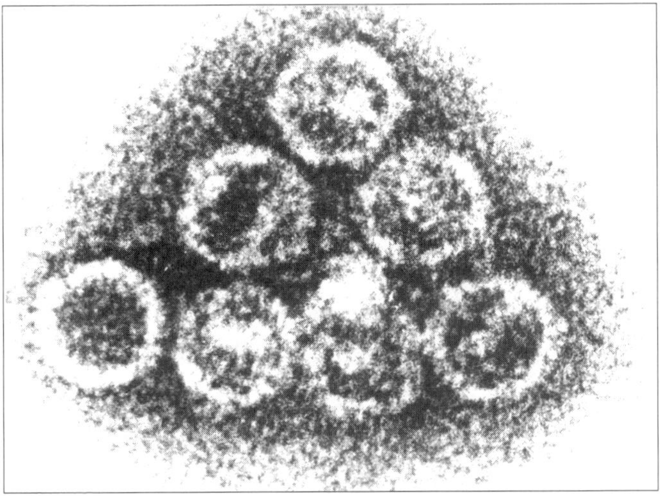

Geißel der Menschheit unter Kontrolle: das Polio-Virus in 300 000facher Vergrößerung.

Jahr später die erste Schutzimpfung mit amputierten Erregern aller drei Typen. Heute gehört der Polio-Auslöser zu den am besten bekannten Viren. So kennt man etwa den Mechanismus, mit dem die in der Wirtszelle gebildeten Keime ihren Entstehungsort verlassen. Polio-Viren treten aus der Zelle aus, indem das kleine Fettbläschen, das ihre RNA umhüllt, mit dem Mantel ihres Gastgebers verschmilzt. Damit gelingt es dem Fettbläschen, die virale Fracht außerhalb ihres Wirts zu katapultieren.

Vom Polio-Virus werden nur Menschen und Affen befallen. Mit anderen Worten, die Erreger sind auf Zellwandrezeptoren angewiesen, die nur bei Menschen und ihren nächsten Verwandten vorkommen. Im Gegensatz zu den Schnupfen- oder Grippe-Viren erweisen sich Polio-Erreger als ausgesprochen zäh. Sie überstehen die für viele Picorna-Viren tödliche Magen-Darm-Passage und können sich sogar

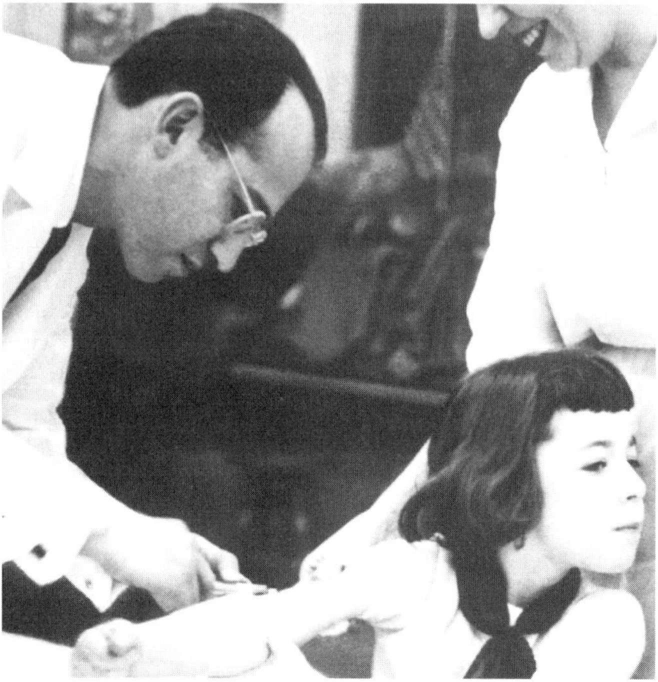

Siegreicher Wissenschaftler: Dr. Jonas E. Salk entwickelte den Impfstoff gegen Kinderlahmung.

in den Schleimhautzellen von Magen und Darm fortpflanzen. Selbst herkömmliche Reinigungs- und Desinfektionsmittel rauben ihnen nicht die Kraft zur Vergewaltigung von Wirtszellen.

Die Medizingeschichte kennt viele Viruskrankheiten, die die armen Bevölkerungsschichten häufiger und tödlicher heimsuchen als die reichen. Mittellosere Menschen leben in gedrängteren Wohnverhältnissen und bauen den Viren dadurch eine ideale Brücke zum Sprung aufs nächste Opfer. Die Armut bedingt oft unhygienische Zustände, in der dritten Welt kommen katastrophale Trinkwasserversorgung und

Abwasserklärung hinzu. Mangelhafte Ernährung schwächt zudem das Immunsystem, das den ständigen Angriffen von Keimen aller Art nicht lange standhalten kann. Die Kinderlähmung gehört zu den großen Ausnahmen. Obwohl sie heute nur noch in den Entwicklungsländern großen Schaden anrichtet, ist sie keine typische Arme-Leute-Infektion.

Seit die Kinderlähmung in der ersten Hälfte des 19. Jahrhunderts in Nordeuropa auftauchte, breitete sie sich vor allem in den reicheren Ländern Nord- und Mitteleuropas sowie Nordamerikas aus. Die Ursache dafür konnte bis heute nicht geklärt werden. Längst ist es den reichen Ländern aufgrund der Impfstoffe und einer konsequenten Gesundheitspolitik gelungen, das Virus bis zur Bedeutungslosigkeit zu schwächen. In Europa erhielt das folgenschwere Virus in den letzten Jahren ausgesprochen selten die Gelegenheit, sich im menschlichen Wirt auszubreiten. Der letzte bekannte Fall trat im Jahre 1994 auf. Das Virus scheint nun von den reichen in die armen Länder gewandert zu sein. In der östlichen Hemisphäre, in Indien und einigen afrikanischen Ländern, entfaltet der Übeltäter aufgrund mangelnder Impfkampagnen seine lähmende Wirkung. Die WHO möchte die Krankheit weltweit ausrotten und hat den Weltgesundheitstag 1995 dem Kampf gegen Polio gewidmet. Wenn die Ausrottung gelänge, hätte die wissenschaftliche Gegenwehr etwa 100 Jahre gebraucht, um endgültig zu obsiegen. Dann hieße es wie in den siebziger Jahren bei den Pocken: erobert, statt nur in Schach gehalten. Angesichts der Zähigkeit des Virus wäre das eine großartige Leistung.

4. Angriff aus dem Hinterhalt: Grippe

Der 8. August 1918 war für General Erich Ludendorff ein »schwarzer Tag in Deutschlands Geschichte«. Statt auf dem Schlachtfeld bei Amiens gegen die Engländer ihren Mann

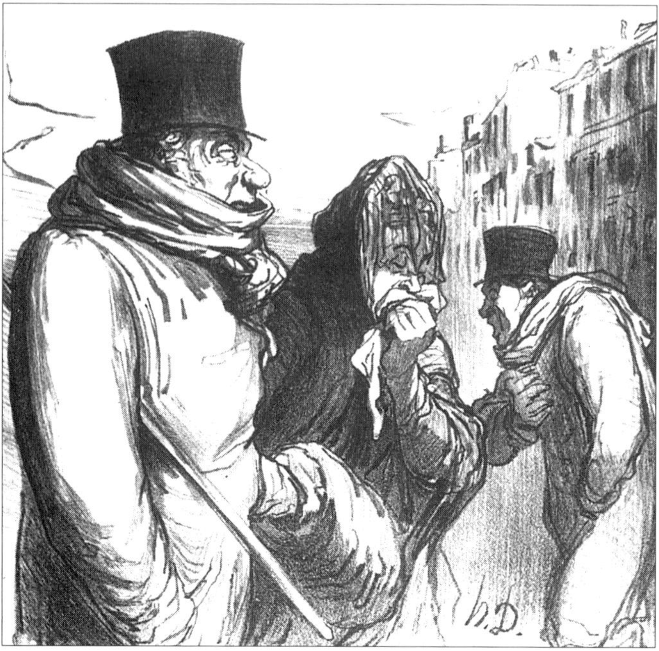

Geplagte Menschen: Darstellung einer Grippeepidemie aus dem Jahre 1864.

zu stehen, kämpften mehr als eine halbe Million deutscher Soldaten gegen einen ungleich winzigeren Feind. Rund 80000 Wehrmachtsangehörige mußten sogar ins Lazarett geschafft werden. »Die Grippe griff überall stark um sich«, schreibt Ludendorff in seinen »Kriegserinnerungen 1914–1918«. »Es war für mich eine ernste Beschäftigung, jeden Morgen von den Chefs die großen Zahlen von Grippeausfällen zu hören und ihre Klagen über die Schwäche der Truppen.«

Als Ludendorff dies schreib, stand das Deutsche Reich im vierten Kriegsjahr. Die Oberste Heeresleitung versuchte, in Frankreich eine Entscheidung herbeizuführen. Doch die deutschen Soldaten versagten gegen die mit Tanks anrollenden Engländer. Manche Sozialhistoriker machen heute die Spanische Krankheit dafür mitverantwortlich. Diesen Namen erhielt die Massenerkrankung, weil sie die erste Epidemie im März in Spanien ausgelöst hatte. Ihren Erreger konnten die Seuchenforscher Jahrzehnte später bis nach China zurückverfolgen. Es war die Grippe, jene schwere Infektion, die im Volksmund oft mit dem grippalen Infekt, der sich jedoch ungleich harmloser zeigt, verwechselt wird. Er endet nicht tödlich, und man erholt sich schnell davon.

Im Juli 1918 war die Spanische Krankheit in die deutschen Schützengräben eingezogen. Immer mehr Soldaten überraschte plötzlich der Schüttelfrost. Quälender Reizhusten und heftige Schmerzen am ganzen Körper stellten sich ein und verdrängten jeden Gedanken an Wehrbereitschaft. Hohes Fieber legte die Soldaten schließlich vollends lahm. Einige husteten sogar Blut. Das Fieber dauerte zwar nur ein paar Tage, aber etliche Männer starben. Bis die überlebenden Soldaten sich wieder einsatzfähig fühlten, vergingen Wochen. Krankheit, Tod und Bettlägerigkeit vieler Wehrpflichtiger versetzten den Strategen auf dem Schlachtfeld eine große Schlappe.

Die Anfang des Jahrhunderts auf mehrere Länder ausgedehnte Masseninfektion (Pandemie) war nicht das erste Geschehen, in dem Viren Einfluß auf ein menschliches Schlachtgetümmel nahmen. Kanada verdankt seinen Verbleib im Commonwealth zum Beispiel den Pocken. Während die variolisierten englischen Truppen sich im 18. Jahrhundert gegen die Armee des späteren ersten Präsidenten der Vereinigten Staaten, George Washington, aufstellten, nahmen Pocken-Viren die Gelegenheit wahr, den nicht immunisierten Feind auf ihre Weise zu bekämpfen – zum Vorteil der Briten. Die Eroberer Mexikos im Gefolge von Hernan Cortes siegten ebenfalls mit Hilfe der Pocken. Auch etliche Europäer mußten die Eroberung der Neuen Welt mit dem Leben bezahlen; Gelbfieber-Viren spielten bei ihnen

Schicksal. Die Wissenschaft weiß aber auch über perfide Strategien von Menschen zu berichten. So sollen britische Soldaten Indianern absichtlich pockenverseuchte Decken aus Hospitälern geschenkt haben.

Das tödliche Spanische Fieber beschränkte sich nicht auf die Orte des zwischenmenschlichen Gemetzels. Es wütete auch in der Heimat und legte sogar ganze Industriebetriebe lahm. Im Oktober 1918 überfiel die Krankheit die Deutschen aufs neue, heftiger noch als während der vorhergehenden Welle. »Die Seuche raste durch die Stadt«, schreibt der Dichter und Arzt Alfred Döblin in seinem Roman »November 1918«. »Die Krankenwagen der städtischen Sanitätskompanie sausten hin und her zwischen der Stadt und dem Lazarett.« Die Hospitäler waren im Nu überfüllt, überall in den Krankenhausgängen stolperte man über Notbetten. Schulen mußten mangels Schülern schließen.

Das Statistische Jahrbuch für das Deutsche Reich gibt die Zahl der Grippetoten für das Jahr 1918 mit 187 884 an. Vermutlich muß man 60 000 hinzuzählen. Um etwa diese Summe erhöhte sich nämlich 1918 die Zahl der an einer Lungenentzündung Verschiedenen. Lungenentzündung gilt als eine typische Zweitinfektion, bei der andere Erreger ungehinderten Eintritt in den geschwächten Organismus finden, der durch die wütende Abwehr des Immunsystems gegen den ersten Eindringling erschöpft ist. Gut zehn Millionen Deutsche überlebten den viralen Angriff. Die Bilanz der verheerenden Pandemie, die binnen einiger Monate mehr Menschen tötete als der Erste Weltkrieg, sah folgendermaßen aus: weltweit mehr als 20 Millionen Tote und schätzungsweise zwei Milliarden Erkrankte. Allein in Indien, vermuten Sozialstatistiker, kostete die Spanische Grippe zwölf Millionen Menschen das Leben.

Anders als andere Seuchen traf die Spanische Grippe nicht in erster Linie die ganz Jungen, Alten oder die durch Mangelernährung und Hunger Geschwächten, die gerade den auszehrenden Kohlrübenwinter überstanden hatten. Diese

Seuche kostete erstaunlicherweise viele besser genährte Menschen in den besten Jahren das Leben. Betroffen waren zudem die Jahrgänge, die schon der Krieg erheblich ausgedünnt hatte. Nach dem Statistischen Jahrbuch waren im Jahre 1910 fast 35 Prozent der Deutschen nicht älter als 15 Jahre, 1925 nur noch 25 Prozent. Das Verhältnis alt (über 65 Jahre) und jung (unter 25 Jahre) verschob sich binnen 15 Jahren von eins zu elf auf eins zu vier. Ein Alarmzeichen für jeden Sozialstatistiker.

Jeder zweite Grippetote gehörte 1918 zu der Generation der 20- bis 40jährigen. Diese Opfer lagen überproportional häufig in den Sektionssälen, in denen Pathologen die Leichen auseinandernahmen. Die Mediziner fanden mit ihrem Skalpell ein ziemlich einförmiges Krankheitsbild. Atemtrakt und mittlerer Teil der Brusthöhle waren befallen, und in den Lungen existierten Entzündungsherde. Zwischen den beiden Blättern des Brustfells hatte sich Eiter gesammelt. Die Milz, bei manchen auch die Leber zeigten sich vergrößert. Einige Leichen wiesen blutige Nieren auf, bei etlichen Toten war die Hirnhaut angegriffen.

Grippe galt in Europa als eine bekannte Infektion. Die früheste, sicher bezeugte Grippe-Epidemie raffte im Jahre 1173 viele Menschen dahin. Seuchen dieses Krankheitsbildes traten seit dem Spätmittelalter auf. In dieser Zeit erhielt die Infektionskrankheit ihren wissenschaftlichen Namen: Influenza, zu deutsch: Einfluß. Die periodisch auftretenden, massiven Beschwerden wußte man von anderen Seuchen zu unterscheiden. Als Ursache galt der Einfluß der Sterne. Wie manche Ausbrüche von Cholera, Pest oder Pocken verliefen auch einige Grippe-Epidemien äußerst verlustreich. Im nachhinein betrachtet, darf das aber nicht allein dem tückischen Virus zugeschrieben werden. Die damals mangelnde Hygiene öffnete schweren bakteriellen Zweitinfektionen Tür und Tor. »Ich habe von der Grippe ein Übel zurückbehalten, das mich untergräbt«, schreibt der deutsche Schriftsteller Adelbert von Chamisso 1835, »ein Geschwür in der

Lunge in der Gegend der rechten Achsel, aus dem ich täglich etliche Tassen Eiter ausleeren muß«. Kurz darauf erlag Chamisso seinem eitrigen Leiden, einer typischen Zweitinfektion. Diese Grippewelle hatte glücklicherweise nur wenigen Menschen das Leben gekostet. Doch es folgten tödlichere, wie in den Jahren 1848 und 1889, als weite Teile Europas von schweren Epidemien heimgesucht wurden. Sie wanderten vom Osten her über Mitteleuropa. Doch keine Grippe erwies sich als so verheerend wie die Pandemie von 1918.

Die Ärzte versuchten damals ihr Bestes und probierten fleißig, die Symptome zu kurieren. Einige hielten den Aderlaß für die richtige Methode, andere wiederum glaubten, ihren Patienten mit kalten Waschungen helfen zu können. Viele Mediziner verschrieben Antipyrin, das sich bei der Grippe-Pandemie 20 Jahre vorher als fiebersenkendes Mittel bewährt hatte. Fortschrittliche Ärzte dagegen wendeten das 1909 von dem deutschen Chemiker Paul Ehrlich entwickelte Syphilis-Mittel Salvarsan sowie das verträglichere Neo-Salvarsan an.

Es mußte jedoch ein Herumdoktern an den Symptomen bleiben, denn den Erreger der Spanischen Grippe kannte man nicht. Manche Vertreter der medizinischen Zunft glaubten damals, diese tückische Infektionskrankheit rühre von Bakterien her. Es sprachen in ihren Augen gute Gründe dafür, hatten sie doch unter dem Mikroskop Staphylokokken, in Trauben gelagerte Kugelbakterien, dingfest gemacht. Die Annahme erwies sich erst 1933 als Irrtum. Drei Wissenschaftler belegten die Existenz des Virus, indem sie Frettchen (domestizierte Iltisse) mit Grippefiltraten infizierten, die durch bakteriendichte Filter gesickert waren. Etliche Mediziner befanden sich aber 1918 zumindest auf der richtigen Spur. Sie hatten die Fachliteratur aufmerksam verfolgt. Die Annahme einer winzigen lebenden Mikrobe als Auslöser der bekannten Infektion erschien ihnen glaubhafter.

Ende der zwanziger Jahre konnte das erste Grippe-Virus durch bakteriendichte Filter isoliert werden. Es kam von

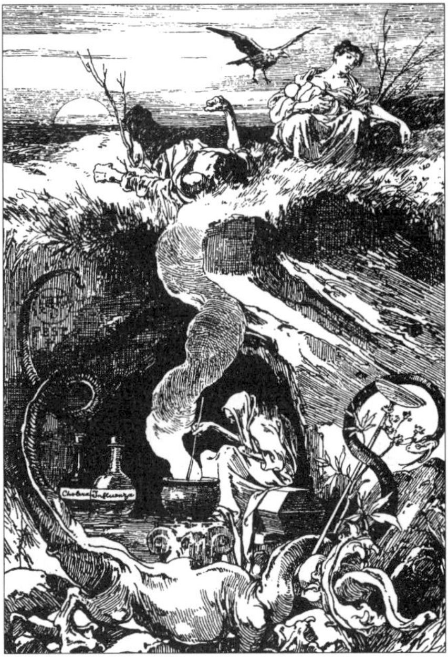

Allegorie des 19. Jahrhunderts: Aus der Gruft des Todes steigen giftige Dämpfe auf und bringen Seuchen über die Menschheit.

einem Schwein. 1930 gelang es einem Londoner Team, ein Grippefiltrat vom menschlichen Virus zu gewinnen. Der Australier Frank MacFarlaine Burnet vermehrte den Erreger der Grippe 1935 das erste Mal in Kulturschalen. Bald darauf nahm die Welt Kenntnis von drei verschiedenen Virustypen, die man als A, B und C klassifizierte. Nach dieser Entdeckung glaubten viele Sozial- und Medizinhistoriker, das Virus habe die Atemwege von Grippepatienten in dem Kriegsjahr so geschädigt, daß es bakteriellen Infektionen den Weg bereitet hatte. Auch das könnte nur die halbe Wahrheit sein. Neuere Forschungen zeigen, daß eine Reihe von

Staphylokokken Grippe-Viren erst »scharf« machen, sie also eher zu den »Mittätern« einer Epidemie als zu den »Trittbrettfahrern« gehören. Dennoch sind wohl viele Komplikationen auch durch bakterielle Zweitinfektionen verursacht worden.

Das Geheimnis des aggressiven, winzigen Angreifers von 1918 ließ die Forschung lange nicht los. Warum hatte gerade dieser Erreger eine so verheerende Wirkung? Die Vermutung, viele der vom Virus Überwältigten seien durch die Kriegsjahre geschwächt gewesen, kann nicht stimmen. Dem Medizinhistoriker Manfred Vasold zufolge starben am häufigsten Zwanzigjährige, eher Fülligere und außerdem mehr Frauen als Männer. Offenbar hatten diese Personengruppen allgemein weniger Abwehrkräfte gegen Erreger entwickelt, weil sie besser ernährt und mit weniger Schmutz in Berührung gekommen waren. Doch das erklärt immer noch nicht, warum gerade dieses Virus Gevatter Tod so oft ins Feld schickte. Um das Geheimnis zu lüften, gruben vor einigen Jahren Forscher die tiefgefrorenen Leichen von Eskimos des Jahres 1918 aus, die der Grippe erlegen waren. Man wollte das Virus mit den Methoden der modernen Seroarchäologie aus dem Körper isolieren. Doch der Plan mißlang. Warum der Erreger der Spanischen Grippe so viele Menschen sterben ließ, blieb bis heute ein Rätsel.

Vermutlich deshalb reagierten Forscher und staatliche Gesundheitsbehörden in den Vereinigten Staaten im Jahre 1976 fast panisch, als unter Rekruten der US-Armee in New Jersey die Grippe ausbrach. Die Wissenschaftler isolierten den Erreger und stellten eine große Ähnlichkeit mit dem Grippestamm von 1918 fest. Flugs wurde dem Land ein Impfprogramm verordnet, das 135 Millionen Dollar kostete. Publikumswirksam ließ sich der damalige Präsident Gerald Rudolph Ford mit Familie das Serum vor laufenden Fernsehkameras spritzen. Mehr als 35 Millionen Amerikaner ließen sich impfen. Doch bald mußte das Programm eingestellt werden, da bei Hunderten von Impflingen schwere

Lähmungen auftraten. Eine Epidemie breitete sich jedoch nicht aus. Ob aufgrund des Impfprogramms oder weil die verschiedenen zirkulierenden Virustypen nicht so gefährlich waren, läßt sich schwer sagen. Ironischerweise wurde die Infektion mit diesem speziellen Virus nur in sehr wenigen Fällen sicher festgestellt.

Die Grippe-Viren gehören wie die Erreger von Mumps und Masern zur Familie der Paramyxo-Viren. Das sind etwa 120 Nanometer kleine, umhüllte RNA-Viren. Seit 1935 weiß die Wissenschaft, warum die Grippe-Viren immer wieder aus dem Hinterhalt zuschlagen. Ihre Geheimwaffe heißt Veränderlichkeit, darin entsprechen sie ihren harmlosen Vettern, den Schnupfen-Viren. Das Elektronenmikroskop bringt ein kugelförmiges Gebilde mit charakteristisch herausragenden Spikes zutage. Die Form des Virus ähnelt dem Morgenstern, einer mittelalterlichen Schlagwaffe, mit der man auf den Gegner mit brachialer Gewalt einschlug. Wie bei dieser Stachelkugel verhaken sich die Spikes des Virus an der Hülle seines künftigen unfreiwilligen Gastgebers. Die Spikes bestehen aus zwei verschiedenen Eiweißen. Wissenschaftler nennen sie Oberflächenproteine und haben der einen Sorte den Namen Hämagglutinin (HA) gegeben. Diesen Namen trägt sie, weil sie sich an bestimmte Zuckerstrukturen von Blutzellen heftet und so deren Außenseite abdeckt. Dieser Vorgang, Hämagglutination, verklumpt die roten Blutzellen. Die andere Sorte trägt den Namen Neuraminidase (NA).

Die beiden Spike-Sorten haben klar definierte Aufgaben. Wie die Eisenspitzen der mittelalterlichen Keule in die Haut eindrangen, verschafft das HA dem Virus den Eintritt in die Wirtszelle, die meist in den oberen Atemwegen liegt. Im Innern der Zelle angelangt, gibt der Viruskern den Befehl zu seiner Vermehrung. Gießener Wissenschaftler haben vor nicht allzu langer Zeit herausgefunden, daß dazu ein Enzym der Wirtszelle zu Diensten steht. Nach der viralen Vermehrung versetzt die Neuraminidase die Nachkommenschaft in die Lage, den überwältigten Gastgeber zu verlassen und zu anderen Wirten auszuschwärmen.

Der Vorgang ist immer gleich – bis auf einen kleinen, aber entscheidenden Sachverhalt: Das Virus hat sein Aussehen schon in der nächsten Generation geringfügig verändert. Das kann es, weil es eine Besonderheit aufweist. Im Kern des Virus befindet sich kein ganzer RNA-Strang, sondern ein Knäuel aus lediglich acht verschiedenen RNA-Stücken. Wie die Karten eines Gesellschaftsspiels werden die Erbinformationen der acht RNA-Stücke stets neu gemischt. Sie bestehen zusammen aus etwa 14 000 Einzelbausteinen. Jedes RNA-Stück enthält die Herstellungsanleitung für einen der viruseigenen Baustoffe. Drei Stücke tragen die Information für besondere Enzyme. Zwei Stücke beinhalten die Information für die Oberflächenstruktur, also die beiden Spike-Sorten HA und NA. Drei weitere Stücke sind für andere spezielle Eiweiße zuständig. Die genetische Ausstattung mit diesen acht in ihrer Erbinformation voneinander unabhängigen Teilen birgt das Geheimnis einer überaus raffinierten viralen Angriffsstrategie. Sie hat die Wirkung eines evolutionären Beschleunigers.

Die Forscher sehen in den beiden Oberflächen-Eiweißen HA und NA die Ursache dafür, daß Grippe-Viren der Menschheit immer noch Angst und Schrecken einjagen. Die Keime verhalten sich wie Chamäleons, ständig ändern sie ihr Aussehen. Der deutsche Virologe Rudolf Rott und sein britischer Kollege John James Skehel haben auf ihnen einige besonders wandlungsfähige Zonen entdeckt. Ausgerechnet diese Zonen – es handelt sich um bestimmte Abschnitte von Aminosäuren – sind aber die Erkennungszeichen (Antigene) für das Immunsystem. Ohne sie können die aufmerksam im Blut patrouillierenden Gedächtniszellen den Feind nicht identifizieren. Während die Abwehr den unbekannten Eindringling erst wieder mühsam kennenlernen muß, nutzt das Virus den Zeitvorsprung und vermehrt sich munter weiter.

Wissenschaftler errechneten, daß die Erbinformation des

Grippe-Erregers mit Hilfe der Wirtszelle innerhalb von sechs Stunden 10000 Kopien ihrer selbst herstellen kann. Was bei höheren Lebewesen viele Millionen Jahre dauert, passiert bei Grippe-Viren in wenigen Jahren: Es entstehen neue Arten. Der Grund liegt in den acht selbständigen RNA-Stücken. Verändert sich in Zellen mit vollständigem RNA-Strang ein Abschnitt, sieht dadurch die gesamte Erbinformation anders aus. Meist so fehlerhaft, daß die Herstellungsbefehle nicht mehr gelesen werden können. Denn die Reihenfolge der vier verschiedenen Nukleinsäure-Elemente macht erst die genetische Information aus. Sie gerät aber durcheinander, wenn ein Element sich verwandelt. Der Bauplan enthält für den Übersetzer in der Zelle dann nur noch Unsinn. Solche Virus-Stückchen werden wie zelluläre Abfallprodukte behandelt und entsorgt. Für eine normale virale Existenz ist so ein Unfall weder selten noch tragisch. Schließlich werden Unmengen von Nachkommen produziert. Da kann eine hohe Ausschußquote das Weiterleben der Art nicht gefährden.

Generell geben die acht RNA-Teile dem Grippe-Virus die Möglichkeit, sich öfter noch als andere Viren zu verändern. Hinzu kommt, daß meistens minimale Abweichungen in den labilen Zonen der Oberflächeneiweiße bestehen. Sie reichen allerdings, um dem Virus als Tarnkappe zu dienen. Das Übersetzer-Enzym erweist sich jedenfalls gegenüber diesen kleinen Änderungen ungleich großzügiger und pfiffiger als die körpereigenen Abwehrtruppen, die sich von den geringfügigen Änderungen täuschen lassen. Solche Abweichungen nennen die Forscher genetische Drifts oder Antigendrifts. Die geringen Veränderungen innerhalb der Bausteine vollziehen sich bei einem von 100000 Viren einer Züchtungsgeneration. Sie sind es, die eine winterliche Grippe-Erkrankung von fünf bis 20 Prozent der Bevölkerung verursachen. Treten Abweichungen gehäuft auf, kann es zu einer Epidemie kommen. Eine Pandemie scheint dagegen von einer weitergehenden Verschiebung in der viralen Erbinformation ausgelöst zu werden. Große genetische Verschiebungen (Antigenshifts) bleiben eher ein Sonderfall und ereignen sich erfahrungsgemäß alle 70 Jahre.

Solch ein Sonderfall setzt besondere Mobilität des Menschen oder besonders dichtes Zusammenleben zwischen Mensch und Tier voraus. Haben sich zwei unterschiedliche Grippe-Viren Eingang in eine Wirtszelle verschafft, stehen für den evolutionären Zufall nicht nur acht, sondern 16 Gene zur Neukombination bereit. Die Virologen haben dafür 256 verschiedene Möglichkeiten errechnet. Der Großteil ist nicht überlebensfähig, einem anderen Teil raubt die Mutation die krankmachende Wirkung. Das Mischen kann aus einem harmlosen Virus jedoch ebenso einen ausgesprochen gefährlichen Krankheitserreger machen und eine neue Pandemie ins Rollen bringen. Dann nämlich hat die Wandlungsfähigkeit der Grippe-Viren eine antigene Verschiebung bewirkt. Solche genetischen Veränderungen geben den Viren einen gewaltigen Vorsprung. Plötzlich auftretende neue Virusstämme schlagen dann auf der ganzen Welt zu.

Seit jeher veranstalten die drei unterschiedlichen Grippe-Virustypen Influenza A, B und C einen Hase-und-Igel-Wettlauf mit dem menschlichen Immunsystem. Sie kommen durch Tröpfcheninfektion in die oberen Luftwege. Dort hat der Erreger das Ziel erreicht, ehe die erste Gedächtniszelle den Kampf gezielt aufnehmen kann. Typ A ist für die meisten Epidemien und Pandemien verantwortlich. Auch Typ B kann epidemisch auftreten, die Krankheit verläuft aber milder. Dagegen kommt Influenza C nur gelegentlich vor und führt ebenfalls zu einer schwachen Erkrankung.

Die Forscher sind den verschiedenen Tarnkappen des Virus weltweit über ein Überwachungssystem der WHO auf der Spur. Mittlerweile weiß man von mindestens 13 Varianten des HA-Eiweißes und von neun verschiedenen NA-Typen. Davon erwiesen sich bisher vier HA- und zwei NA-Typen als infektionskräftig (virulent). Die Forscher bezeichnen sie als H0, H1, H2 und H3 sowie N1 und N2. So

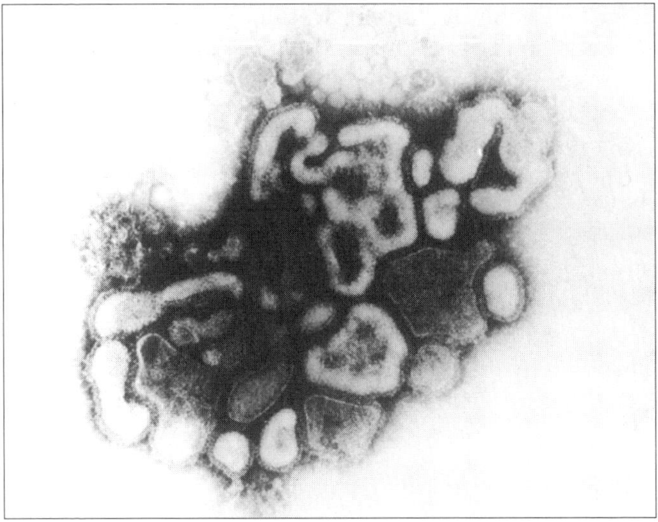

Gefährliche Mutation: Der Schweine-Grippe-Erreger löste die Pandemie von 1918 aus.

machte man Grippe-Viren mit der Kombination H0N1 für die Epidemie von 1933 verantwortlich. Die Asiatische Grippe des Jahres 1957, gegen die die Weltbevölkerung eine relative Immunität entwickelt hatte, zeigte die Kombination H2N2. Da tauchte 1968 in China und Südostasien ein neuer Typ auf, der von Hongkong aus seinen Feldzug über den Erdball antrat; seine Antigenformel hieß H3N2. Die übertriebene amerikanische Reaktion von 1975 hat ihren Grund in dem HA-Typ, den die amerikanische Seuchenbehörde CDC in Atlanta fand. Es handelte sich hierbei um das H1 aus einem Schweine-Grippe-Erreger. Viren mit dem H1-Antigen waren seit der schrecklichen Pandemie von 1918 nicht mehr aufgetaucht. Die Variante, die 1977 um die Welt ging, erwies sich dagegen als weit weniger schlagkräftig. Ihr fielen nicht so viele Menschen zum Opfer.

Sobald ein neuer Virustyp massenhaft auftaucht, werden die Forscher aktiv, um die neue Variante in einen Impfstoff einzubauen. Da es jedoch Abermillionen Möglichkeiten der Mutation gibt, kann die Forschung wie das Immunsystem selber dem Virus immer nur hinterherhinken. Das war bei der Asiatischen Grippe 1957 und bei der Hongkong-Grippe 1968 der Fall. Die erste kostete 70000, die zweite 30000 Menschen das Leben. Seit der Hongkong-Grippe haben die Forscher keinen neuen Typ von gefährlichen Grippe-Viren mehr entdeckt.

Die Erfahrung hat gelehrt, daß Grippe-Typ-A alle paar Jahrzehnte durch eine Genverschiebung Massen von Menschen angreift. Die Diagnose Influenza muß nach den Erkenntnissen, die man über ihren Erreger gewann, also noch oft gestellt werden. Zwar schieben die Gedächtniszellen nach glücklich überstandener Infektion unermüdlich Wache im Körper. Doch dem Feind, auf dessen Aussehen sie programmiert sind, begegnen sie nicht. Der hat längst eine andere Rüstung übergestreift, d. h., er hat die chemische Zusammensetzung seines HA oder seiner NA geändert. Beide Spikes sind für die Gedächtniszellen die Antigene, an denen sie den Feind erkennen. Die spezielle Feindabwehr geht jedoch an Altersschwäche zugrunde, ohne ihre Schlagkraft je bewiesen zu haben. Und das Virus nutzt seinen entscheidenden Zeitvorteil zur massenhaften Vermehrung. Dem Arzt bleibt dann nichts anderes übrig, als die Symptome zu mildern und einer Zweitinfektion vorzubeugen.

Seit 1973 stehen Schutzimpfungen aus künstlich abgeschwächten Stämmen zur Verfügung. Sie beruhen auf der von der WHO ermittelten, gerade vorherrschenden Antigenkombination und müssen jährlich erneuert werden. Dabei werden die Oberflächenbruchstücke von HA und NA mit Äther aus dem lebenden Virus herausgelöst und in den Impfstoff eingebaut. Das Bundesamt für Sera und Impfstoffe (Paul-Ehrlich-Institut) in Langen bei Frankfurt empfiehlt die Impfung für Ältere, gegebenenfalls Säuglinge sowie

Patienten mit Lungen-, Herz- und Kreislaufkrankheiten oder Diabetes. Schutzimpfungen können rund ein Viertel der Erkrankungen, die Hälfte von Komplikationen und rund drei Viertel der Todesfälle verhindern.

Die Forschung systematisiert und experimentiert derzeit weiter. Allein im Labor des amerikanischen Grippeexperten Robert G. Webster in Memphis, Tennessee, liegen fast 7 000 Grippe-Viren auf Eis. Die meisten würden im Hals des Menschen lediglich ein Kratzen verursachen. Doch einige könnten ihn das Leben kosten. Vor allem aber weiß man nicht, was aus diesem unerschöpflichen Genpool noch an unheilvollen Kreuzungen möglich ist. Mit raffinierten Labortechniken und akribischen Studien versuchen die Wissenschaftler nachzuvollziehen, woher die Viren kommen. Die meisten Experten teilen die Meinung der Forscher aus dem St.-Jude-Hospital in Memphis, daß Grippe eigentlich eine Erkrankung bei Vögeln ist, die erst durch eine Art Betriebsunfall auf Säugetiere übertragen wird.

Bisher weisen alle Spuren auf Enten und andere wilde Wasservögel hin. Die Tiere beherbergen alle möglichen Virustypen, ohne daran zu erkranken. Mit dem Kot bieten sie dem Virus ideale Übertragungsmöglichkeiten, etwa in Reisfeldern, wo sie nicht nur einander, sondern auch andere Tiere treffen. Sie sind Zugvögel und können ihre virale Fracht in jeden Winkel der Erde bringen. Die genetische Abweichung, die zu den Pandemien führen kann, rührt meist von der Vermischung verschiedener Viren in einer Zelle her. Pferd, Rind oder Truthahn – die Quelle, aus der die Viren ihren Angriff auf die Menschen starten, ist unerschöpflich.

Der Erreger der Hongkong-Grippe (H3N2) von 1968 hat sieben Gene mit der früheren asiatischen Variante (H2N2) gemeinsam. Das achte Gen kam aus dem Entenreservoir hinzu. Es entstammte dem Erreger der für den Menschen ungefährlichen Geflügelpest. Die Forscher machen die besondere ökologische Konstellation in Asien für diese Genmischung verantwortlich. Dort werden Schweine auf abgeerntete Reisfelder getrieben, wo sie ihre Nahrung zwischen futtersuchenden Enten finden. Die Schweine leben wiederum eng mit den Menschen zusammen. In ihren Zellen könnte sich ein Grippe-Typ-A mit dem Erreger der Geflügelpest zu einem neuen Subtypus gemischt haben.

Der Schatten der Erinnerung an schwere Grippe-Epidemien liegt über allen Erdteilen. Epidemiologen sagen, die nächste Invasion der Killer sei vorhersehbar. Wann sie eintreten und welches Kleid der Killer tragen wird, bleibt ungewiß, sicher ist jedoch ihr Wiederauftreten. Die Forschung kalkuliert Zyklen von etwa 70 Jahren ein. Manche Wissenschaftler reden gar vom Zeitalter der Viren. Die Bakterien-Invasionen in den Körper verringerten sich mit den großen Erfolgen der Hygiene und Bakteriologie immer mehr zu kleinen Scharmützeln. Pest, Ruhr und Cholera haben ihren Schrecken verloren. Es scheint, als hätten die größeren Mikroben nur Platz gemacht für die kleineren. Die erste Grippe-Pandemie holte ihre Opfer jedenfalls erst dann, als die Menschen die Bakterienkrankheiten einigermaßen im Griff hatten. Die Grippe galt bis zum Auftreten von Aids als letzte erdumfassende Seuche. Seit der tödlichen Immunschwäche weiß man, daß es zumindest zwei gibt.

5. Nicht immer tödlicher Feldzug: Krebs

Die Krankheit beginnt harmlos. Zuerst färbt sich der Urin gelb, die Leber schwillt an und der Oberbauch wird druckempfindlich. Dann fühlen sich die Patienten müde und matt. Neben der Übelkeit stellt sich Fieber ein. Auf nichts mehr haben die Kranken Appetit; gelegentlich riechen und schmecken sie nicht einmal, was sie essen. Schließlich werden Augenweiß, Schleimhäute und die Haut des Körpers gelb. Jetzt besteht kein Zweifel mehr: Es handelt sich um die

Hepatitis, ein Krankheitsbild, das schon der antike Arzt Hippokrates im 3. Jahrhundert v. Chr. beschrieb. Ein Blick zurück in die Geschichte zeigt, daß eine epidemische Gelbsucht nichts Ungewöhnliches war. Die letzte Seuche befiel deutsche Soldaten im Zweiten Weltkrieg. Sechs Prozent der Wehrmachtsangehörigen litten 1942 an der sogenannten »Ostfront-Gelbsucht«. Seitdem gilt sie in unseren Breitengraden eher als individuelle Gefährdung für medizinisches Personal, Drogenabhängige und Homosexuelle. Hepatitis wird durch mehrere Virus-Arten hervorgerufen. Aber nur ein Erreger erweist sich als besonders tückisch: das Hepatitis-B-Virus. Es kann das Lebergewebe zerstören (Leberzirrhose) und Leberkrebs verursachen. Als man in den siebziger Jahren entdeckte, daß dieses Virus krebserregend sein kann, reagierte die Fachwelt besorgt und erschreckt. Die Aufregung legte sich jedoch, nachdem man erkannt hatte, daß der auf diese Weise hervorgerufene Krebs verhältnismäßig selten auftritt.

Weltweit sind mehr als 200 Millionen Menschen mit dem Hepatitis-B-Virus infiziert. In Deutschland ist etwa ein halbes Prozent der Bevölkerung von diesem Virus befallen, in Teilen Afrikas und Südostasiens aber ungefähr 20 Prozent. Normalerweise hält das Immunsystem den Erreger in Schach. Nach einer langen Inkubationszeit von bis zu sechs Monaten rufen die viralen Attacken bei den meisten Infizierten eine Gelbsucht hervor, von der sich die Patienten nach etwa drei Monaten erholen. Hepatitis-B-Viren können wie die Erreger aus der Herpes-Familie im Körper verbleiben, ohne Krankheitssymptome auszulösen, auch wenn ein Abwehrkampf im Innern weiter tobt.

Ungefähr zehn Prozent aller Erkrankten produzieren nach überstandener Gelbsucht weiterhin Viren oder Virus-Antigene. Solchermaßen chronisch infizierte Personen können diesen Krankheitskeim durch sexuellen Kontakt und schwangere Mütter durch die Entbindung an ihre Kinder weitergeben. Es sind auch Fälle bekannt, bei denen Personen das Virus durch unhygienische Bedingungen beim Durchstechen des Ohres, Tätowieren und bei einer zahnärztlichen Behandlung eingefangen haben. Wenn jemand an Leberkrebs erkrankt, befand sich der Erreger bereits lange Zeit in seinem Organismus. Chronisch infizierte Patienten tragen ein hohes Risiko, Leberzellkrebs zu bekommen. Studien weisen zehn Prozent von ihnen als spätere Krebspatienten aus, 30 Prozent erleiden eine Leberzirrhose. Zwischen der Infektion und dem Ausbruch des Krebsleidens liegen oft bis zu 50 Jahre.

Daß Viren ihre Wirtszellen zum Entarten bringen können, wußte die Wissenschaft bereits Mitte der siebziger Jahre. Der erste handfeste Hinweis kam aus Afrika. Der britische Chirurg und Tropenarzt Denis Burkitt begegnete 1957 zum ersten Mal in Kampala, Uganda, einer Tumorart (Geschwulstart) mit seltsamen, rapide wachsenden Wucherungen. »Sein Gesicht war stark geschwollen, und seine Kiefern waren bizarr verwüstet«, beschreibt er das Kind mit der später nach ihm benannten Krankheit: das Burkitt-Lymphom, zu deutsch: Lymphknotengeschwulst.

Diese Krebsart verunstaltet nicht nur die Kiefer ins Monströse, sondern sie kommt auch in Nieren, Nebennieren, Eierstöcken, Speicheldrüsen und in der Leber vor. Im Spätstadium sind Knochenmark, zentrales Nervensystem und Gehirn von den Wucherungen betroffen. Burkitt stellte bald fest, daß der in Europa unbekannte Tumor bei Kindern und Jugendlichen in der Umgebung Kampalas häufig auftrat. Das Ergebnis einer Umfrage, die Burkitt bei Ärzten in Afrika durchführte, zeigte folgendes: Das Burkitt-Lymphom war innerhalb einer großen Zone in Zentralafrika verbreitet.

Burkitt verband seine zweite Studie mit einer Safari entlang des Äquators. Er ermittelte, daß die Kiefergeschwulst in Höhenlagen selten und in Gegenden mit hohen Temperaturen sowie häufigen Regenfällen oft vorkommt. Der erfahrene Tropenmediziner sah damit den idealen Lebensraum von Moskitos beschrieben. Die tropischen Mücken beherbergen z. B. die gelbfieberauslösenden Toga-Viren oder die die Malaria hervorrufenden Einzeller (Plasmodium). Stand der

Tumor also in Zusammenhang mit Moskitos und deren verhängnisvoller Fracht beziehungsweise waren Toga-Viren die Übeltäter? Fortan ließ ihn die Frage, ob dieser Krebs durch Mückenstiche verursacht werden konnte, nicht mehr los.

Im Jahre 1958 fanden Burkitts Beobachtungen und Hypothesen noch keine Beachtung. Die Fachwelt hielt die Idee, Viren verursachten bösartige Geschwülste, für unwahrscheinlich. Erst seine 1962 veröffentlichten Studien erregten das Interesse von Virologen und Krebsforschern. Burkitt konnte darin belegen, daß der entstellende Krebs außerhalb des zentralafrikanischen Gürtels in Rhodesien (heute Simbabwe) in großen Flußtälern und am Njassasee sowie im Küstentiefland von Mosambik auftrat, also an klassischen Mückenbrutplätzen. Auf den Inseln Sansibar und Pemba, wo man Moskitos aufgrund eines Malaria-Ausrottungsprogramms ausgemerzt hatte, litt dagegen kein Kind am Burkitt-Lymphom. Das Verteilungsmuster dieser Krankheit wies überdies keine Übereinstimmungen mit der Bevölkerungsdichte auf. »Das läßt natürlich vermuten, daß der Erreger ein Virus sein könnte«, schrieb Burkitt.

Als der Tropenarzt Viren verdächtigte, Krebs zu erzeugen, hatten andere Forscher schon einige Erreger dingfest gemacht, die bei Tieren Tumoren auslösen. Der Amerikaner Peyton Rous hatte 1911 die Verantwortung eines Virus für Hühner-Blutkrebs nachgewiesen. Später führte er mit Papillom-Viren (von lateinisch papillom: Warze) bei Hauskaninchen Hautkrebs (Karzinome der Haut) herbei. Die Erreger gewann Rous, aus Wildkaninchen-Blut; sie verursachten bei den wildlebenden Tieren hornartige Auswüchse. Ein Landsmann von Rous, John Bittner, beobachtete 1936, daß Mäuse ein brustkrebsauslösendes Virus durch die Muttermilch an ihren Wurf weitergaben. Bei beiden Erregern handelte es sich um DNA-Viren. Die Toga-Viren (RNA-Viren) brachte die Forschung aber in den sechziger Jahren nicht mit bösartigen Geschwulsten in Zusammenhang. Gleichzeitige, weltweite Laborexperimente mit Gewebezellen von afrikanischen Burkitt-Patienten sollten die Frage, ob Toga-Viren diesen Krebs auslösen, beantworten.

Statt Erreger aus der Toga-Familie fand man in den Proben jedoch immer wieder ein Virus, das der Herpes-Familie zugeordnet werden mußte. Versuche der beiden Wissenschaftler Michael Epstein und Murray Barr im Jahre 1964 ergaben, daß dieses Virus ein verhüllter, kubischer Keim mit doppelsträngiger DNA und etwa 120 Nanometer klein ist. Lösten die Verursacher von Bläschen an Lippen und Genitalien, von Windpocken und Gürtelrose wirklich Krebs aus? Das erschien der Wissenschaftsgemeinde unglaublich.

Doch Gertrude und Werner Henle lieferten zwei Jahre später den Beweis: Antikörper aus dem Blut von Burkitt-Patienten dockten in Zellkulturen an B-Zellen des Immunsystems an, aber nur an jene, die vom Herpes-Virus befallen waren. Das Forscherpaar nannte diesen mysteriösen Erreger nach seinen Entdeckern Epstein-Barr-Virus, das einige Überraschungen für die Forscher bereithielt. Fast alle Afrikaner – ob schwarz oder weiß – wiesen Epstein-Barr-Antikörper auf. Der einzige Unterschied zwischen Personen mit und ohne Burkitt-Lymphom war die Konzentration dieser Antikörper gegen den in Blutzellen eingedrungenen Fremdling. Doch warum besaßen die meisten Mitarbeiter in Henles Institut in Philadelphia die Antikörper, obwohl einige von ihnen das Labor nie betreten hatten? Zufallsproben aus aller Welt enthielten ebenfalls Abwehrstoffe gegen das Epstein-Barr-Virus. Handelte es sich folglich um ein weltweit verbreitetes Virus, das nur in Afrika und – wie sich bald herausstellte – auch in Neuguinea und Lateinamerika die häßlichen Geschwulste auslöste, seine Träger im restlichen Teil der Welt aber unbehelligt ließ?

Der Zufall lieferte den wissenschaftlichen Detektiven ein weiteres Stück für ihr Puzzle. Eine Labor-Mitarbeiterin fiel mehrere Monate aus, da sie an dem Pfeifferschen Drüsenfieber (auch Kußkrankheit genannt) erkrankte. Doch wahrscheinlich hatte sich die Assistentin den Keim auf andere

Weise als durch Kontakt mit infiziertem Speichel zugezogen. Sie infizierte sich im Labor mit Epstein-Barr-Viren, denn vor der Erkrankung hatte ihr Blut keine Antikörper aufgewiesen, danach aber in hoher Konzentration. Ihre B-Zellen wuchsen darüber hinaus in Gewebekulturschalen unbegrenzt weiter.

Eine epidemiologische Studie an der Yale-Universität wies den Zusammenhang von Antikörpern und Pfeifferschem Drüsenfieber nach. Ein weiterer Zufall brachte die nächste Überraschung. Im Zuge der Untersuchung des Burkitt-Lymphoms hatten die Forscher Blutproben von Nasen-Rachenkrebs-Patienten gesammelt. Diese Tumorart ist in China häufig. Die Proben dienten als Kontrollgruppe, durch die festgestellt werden sollte, ob das Epstein-Barr-Virus wirklich der Erreger der Kieferwucherungen war. Wenn es sich so verhielt, dürfte das Virus in der Kontrollgruppe nicht auftauchen. Das Gegenteil war jedoch der Fall. Die Kulturen enthielten einen ebenso hohen Anteil an Epstein-Barr-Antikörpern. Hatten die Forscher einen Fehler begangen? Nein, wie Zellabstriche aus dem Nasen-Rachen-Raum von Patienten bewiesen. Offenbar war das Virus für eine weitere lokal verbreitete Krebsart verantwortlich, denn die Abstriche zeigten eine hohe Konzentration von Epstein-Barr-Viren.

Mittlerweile hatte man außerdem festgestellt, daß fast 90 Prozent der Weltbevölkerung Antikörper gegen den Erreger im Blut trugen. Doch die Frage, warum das Virus in den Tropen einen anderen Tumor auslöste als in China, und es den Rest der Welt allenfalls mit dem Pfeifferschen Drüsenfieber behelligte, blieb vollkommen ungeklärt. Eine Studie an Auslands-Chinesen sollte näheren Aufschluß darüber bringen: Wie reagiert der Organismus ausgewanderter Chinesen beim Kontakt mit Epstein-Barr? Von Japanern wußte man, daß sie das typische japanische Magenkrebsrisiko verlieren und dagegen das amerikanische Darmkrebsrisiko entwickeln. Man erklärte sich dieses Phänomen mit der Anpassung der Auslands-Japaner an amerikanische Nahrungsgewohnheiten, während bei den Auslands-Chinesen die hohe Nasen-Rachenkrebs-Rate nur in geringem Maße zurückging. Wo lag der Unterschied?

Immer mehr Beobachtungen fügten sich zu einem Bild zusammen: Erkrankt man in jungen Jahren an einer Infektion mit diesem Erreger, was in Entwicklungsländern häufig vorkommt, verläuft diese meist ohne Krankheitszeichen. Das Virus vermehrt sich in den oberen Zellschichten von Mundhöhle, Zunge und Speicheldrüsen, wird aber bald von einer Immunantwort überwältigt. Wer das erste Mal als junger Erwachsener mit dem Virus in Kontakt kommt, erkrankt dann an dem Pfeifferschen Drüsenfieber. Hierbei breitet sich der Keim von der Mundhöhle auf die Lymphknoten aus und infiziert die dort zirkulierenden B-Zellen. Diese werden zur Herstellung von Virus-Eiweißen gezwungen. Der Abwehrtrupp des Immunsystems ist also vom Feind umgedreht worden und hat seine Wehrhaftigkeit verloren. Aber nur so lange, bis die T-Killerzellen endlich den Gegner an seinem Schlüssel erkennen und das Virus sowie die von ihm infizierten B-Zellen vernichten können. Dann bilden sich wieder gesunde, kämpferische B-Zellen. Bis sich die Patienten von dieser Erkrankung erholen, vergehen allerdings Monate.

Befällt das Virus aber eine immungeschwächte Person, kann ein tödliches B-Zell-Lymphom die Folge sein. Dann kommen die T-Killerzellen nicht gegen die Masse entarteter ehemaliger Mitstreiter an, die sich unablässig in identische Tochterzellen teilen. Das B-Zell-Lymphom kann als Begleiterkrankung bei Aids auftreten. Wenn nach Organtransplantationen die Immunantwort künstlich geschwächt wird, damit diese körpereigene Abwehr das fremde Organ duldet, kann dies – wie unter einer Chemotherapie – ebenfalls zum Ausbruch dieser Krankheit führen. Sie unterscheidet sich jedoch vom Burkitt-Lymphom.

Beim »Tropenkrebs«, also dem Burkitt-Lymphom, kommen weitere Einflußfaktoren hinzu. Er tritt dann auf, wenn das Immunsystem darniederliegt, wie es in Afrika z. B. oft durch Malaria der Fall ist. Entgegen Burkitts ursprünglicher Annahme vom Übertragungsweg, gelangt das Epstein-Barr-Virus durch Schmierinfektionen und nicht durch Moskitos in den Körper. Neuere Untersuchungen haben im Gewebe von Erkrankten ein krebserzeugendes Gen (Onkogen) nachgewiesen. Ob zu den drei Faktoren – Epstein-Barr-Virus, Onkogen und vorübergehende Immunschwäche – weitere hinzukommen, müssen Folgestudien erst noch ergeben. Der Fall des Nasen-Rachenkrebses weist hierzu Ähnlichkeiten auf. Umwelteinflüsse sind auch bei dieser Erkrankung mitentscheidend für den Ausbruch. Wahrscheinlich spielen Eßgewohnheiten, die Chinesen im Ausland im Gegensatz zu Japanern gewöhnlich nicht aufgeben, und Veranlagungen eine große Rolle.

Seit man in den dreißiger Jahren die tumorauslösenden DNA-Viren erkannte, haben die Forscher nachvollzogen, wie die Infektionserreger ihr zerstörerisches Werk anrichten. Den Vorgang erklären sie so: Eine menschliche Zelle durchläuft im Durchschnitt 50 Generationen. Bestimmte Signale veranlassen die Vermehrung im Zellinnern, andere stoppen sie. Tumor-Viren schalten entweder das Startsignal oder die Vermehrungsbremse aus. Als Resultat dieses Eingriffs verlieren befallene Zellen das normale Aussehen und die Eigenarten hochentwickelter, gesunder Zellen. Sie regredieren in einen primitiven, embryonalen Zustand nicht enden wollender Vermehrung. Solche Geschwülste setzen sich aus vielen Millionen Zellen zusammen. Das Erklärungsmuster paßt auch auf die zerstörerische Wirkung des Epstein-Barr-Virus. Jede Zelle eines Burkitt-Lymphoms und eines Nasen-Rachenkrebses enthält eine Kopie der Virus-Erbanlage, die als ringförmiges DNA-Molekül im Zellkern liegt. Einige Virusgene, aus denen mit Hilfe der Wirtszelle Eiweiße entstehen, veranlassen die abnorme Zellteilung.

Experimente mit Viren brachten die Krebsforschung erheblich weiter. Forscher konnten von den 50 000 bis 100 000 verschiedenen Genen, die der Kern einer menschlichen Zelle enthält, über 20 aufspüren, welche die Zelle zum unkontrollierten Wachstum bringen können. Diese potentiellen Onkogene (Proto-Onkogene) haben aber Gegenspieler-Gene, die krebsunterdrückenden oder Tumorsuppressor-Gene. Daneben können Reparatur-Gene dafür sorgen, daß eine zufällige Gleichgewichtsverschiebung dieser beiden zellulären Gegenspieler nicht zur Entartung führt. Manche Viren gehören zu den Faktoren, die dieses Gleichgewicht zwischen den Gen-Gegenspielern stören. Bislang ist allerdings – außer in Zellkulturen – kein Virus nachgewiesen, das die alleinige Ursache eines Krebses ist. Immer müssen mehrere Faktoren zusammenkommen.

Hepatitis-B- und Epstein-Barr-Viren sind nicht die einzigen, aber noch nicht einmal die bedeutendsten DNA-Erreger mit krebsauslösendem Potential. Diese zweifelhafte Ehre kommt dem Warzen-Virus Papillom (Humanes Papillom-Virus, HPV) zu. Man kennt es als Auslöser gutartiger Wucherungen, die als vermehrte Hornbildung entstehen und von Mensch zu Mensch durch mikrofeine Hautverletzungen übertragen werden. Das Papillom-Virus gehört zur Gruppe der extrem hitzebeständigen, hüllenlosen und kubischen DNA-Viren, den Papova-Viren. Dahinter verbirgt sich ein Kunstname aus den beiden Anfangsbuchstaben der drei Virus-Untergruppen Papillom, Polyoma und Simian Vacuolating (ein Affen-Virus). Die Warzen-Viren beschränken sich jeweils auf einen Wirtstyp und greifen nur die oberen Zellschichten der Haut an.

Daß Warzen ansteckend wirken, weiß man seit der Jahrhundertwende. 1946 nahmen amerikanische Forscher Warzen-Viren erstmals unter dem Elektronenmikroskop ins Visier. Mitte der siebziger Jahre machte der deutsche Mediziner Harald zur Hausen darauf aufmerksam, daß Warzen nicht durch ein, sondern durch unterschiedliche Papillom-Viren hervorgerufen werden. In den normalen Hautwarzen vermehren sich andere Keime als in den Genitalwarzen. Für die Forschung wichtiger noch sind die Papillom-Viren, die das Entstehen relativ unauffälliger Flecken an den Genital- und Mundschleimhäuten bewirken. Diese Vorstufen von Krebs haben wenig mit ihren harmlosen Brüdern auf der Haut gemeinsam. Doch Anfang 1995 zeigte sich, daß nicht alle Papillom-Viren, die die normale Haut befallen, harmlos sind. Die beiden seit dem Auftreten von Aids zu den häufigsten Tumorarten zählenden Hautkrebserkrankungen Basalzellkrebs (Basaliom) und Stachelzellkrebs (Spinaliom) stehen in dem Verdacht, durch Papillom-Erreger verursacht worden zu sein. In Deutschland zeigen sich die beiden Hautkrebsarten für zwölf Prozent aller Tumorerkrankungen verantwortlich. Da sie vorwiegend an Körperstellen auftreten, die der Sonne ausgesetzt sind, vermuten die Forscher, daß der ultraviolette Anteil des Sonnenlichts die Viren tumorauslösend macht. An der Beweisführung wird jedoch noch gearbeitet.

Bis 1995 haben die Forscher fast 100 verschiedene Papillom-Virus-Typen isoliert und sie durchnumeriert. Typ 16 und seine Brüder Typ 18 und 33 sind offenbar hauptverantwortlich für den Gebärmutterhalskrebs (Zervix-Karzinom). Weltweit ist dieses die nach Brustkrebs häufigste Krebsart bei Frauen. Das bösartige Trio hat man ebenfalls sehr oft aus Tumoren am Penis und der Analregion isoliert. Die Wissenschaftler spürten noch andere Geschwister aus der großen Papillom-Familie in den unkontrolliert wuchernden Zellen auf. Insgesamt finden sich Papillom-Viren in mehr als 90 Prozent aller Gebärmutterhalskrebse, in etwa einem Drittel der Genitalkarzinome und in zwei Drittel der bösartigen Tumoren des Analbereichs. Die Grundlagenforscher am Deutschen Krebsforschungszentrum in Heidelberg sehen in den Viren die Ursache, aber nicht die einzige Bedingung der fatalen Wucherungen.

Harald zur Hausen, Stiftungsvorstand des Deutschen Krebsforschungszentrums, hat nach jahrzehntelangen Forschungen mit Papillom-Viren ein Modell der Tumorentstehung entwickelt, das auch das Verhältnis der anderen DNA-Tumor-Viren zu den vergewaltigten Wirtszellen beschreibt. Wenn das Virus sich den Stoffwechsel einer Zelle dienstbar gemacht hat, stehen dieser zwei Strategien zur Verfügung, den Eindringling in Schach zu halten:

1. Die viralen Krebsgene, die sich in das zelleigene Erbmaterial eingeschleust haben, werden bei der Vermehrung einfach nicht abgelesen. Statt dessen hat die infizierte Zelle den Abwehrzellen signalisiert, daß sie besetzt worden ist. Diese helfen ihr, indem sie Botenstoffe senden, welche die geenterte Zelle in die Lage versetzen, Eiweiße herzustellen, die das Abschreiben der Virusgene nicht zulassen.
2. Die krebserregenden Eiweiße des Virus (Onkoproteine) werden durch wachstumsbremsende zelleigene Eiweiße (Tumorsuppressoren) unterdrückt.

Das doppelte Sicherungssystem wird bei der Krebsentstehung ausgehebelt. Verantwortlich dafür sind zwei Papillom-Eiweiße (E6 und E7). Die beiden Eiweiße fördern in der Regel das Wachstum der infizierten Zellen. So erhöhen sie die Zahl der Zellen, die als Wiege ihrer Nachkommenschaft auserkoren sind. Sie binden die beiden krebsbremsenden Zell-Eiweiße (pRb und p53) an sich und schalten sie dadurch aus. Mit dem Resultat, daß die Zelle sich beschleunigt teilt und ihr Erbmaterial sich laufend verändert (Mutation). Die Abwehrtruppen erkennen zwar die anfallenden Fehler beim Kopieren des Erbmaterials, können aber die riesige Menge entarteter Genstücke und Zellen nicht tilgen. Obwohl die beiden verhängnisvollen Virus-Eiweiße das zelleigene tumorunterdrückende Eiweiß (p16) unbehelligt gelassen haben, kann das ansonsten krebsverhindernde Eiweiß im Zellkern selbst durch massenhafte Mutation zum Verschwinden gebracht werden. Hiermit setzt eine unendliche Zellteilung ein.

Die Wirtszelle entartet so lange nicht, wie die körpereigene Abwehr das Ablesen der Virusgene blockiert. Hat aber eine Mutation ein an der Fremdunterdrückung beteiligtes Gen unbrauchbar gemacht, ist das Zusammenspiel zwischen Zelle und Immunsystem gestört. Der Hilferuf der infizierten Zelle geht ins Leere. Damit steht einer Tumorentwicklung und Bildung von Tochtergeschwülsten (Metastasierung) kein nennenswertes Hindernis mehr im Wege. Der Preis, den das Virus dafür zahlt, ist die Aufgabe der eigenen Existenz. Denn zu diesem Zeitpunkt verliert das Papillom-Virus einen Teil seines Erbguts. Es hat die Integration seines Krebsgens durch Einstellen seiner »individuellen« Vermehrungsfähigkeit »erkauft«. Für das virale Überleben sorgt jetzt die unbegrenzt wuchernde Wirtszelle. Wie überlebensfähig die viralen Krebsgene E6 und E7 sind, zeigen Kulturen aus Gebärmutterhalskrebs, in denen auch 40 Jahre nach dem Anlegen der Zellkultur immer noch reichlich Virusmaterial vorhanden ist.

Doch wer ist der Ausläufer solch einer unseligen Mutation? Der pure Zufall oder gibt es beeinflussende Faktoren? Rund fünf Prozent aller infizierten Frauen erkranken an Gebärmutterhalskrebs. Die Tumoren treten in der Regel erst etwa 30 Jahre nach der Infektion auf. Bestehen Gemeinsamkeiten bei den erkrankten Frauen? Warum leiden erheblich mehr Frauen in Argentinien an Gebärmutterhalskrebs als in Deutschland? Die Heidelberger Krebsforscher gehen derzeit diesen Fragen gemeinsam mit Kollegen anderer Länder nach.

Den deutsch-argentinischen Forschern zufolge trifft diese Infektion auch wieder verstärkt die arme Bevölkerung. Eine Fallkontrollstudie in Buenos Aires grenzte besonders wichtige Risikofaktoren ein: Mangelernährung, fehlende Vorsorgeuntersuchungen und häufige Schwangerschaften. Die deutschen Kollegen konnten nach diesen epidemiologischen Kenntnissen den ersten Risikofaktor näher beleuchten. Vitamin-A-Abkömmlinge wie das Karotin behindern in Zellkulturen die Papillom-Viren an ihrer Entwicklung. Dieses Wissen könnte Leben retten. Solange Armut jedoch eine bessere Ernährungslage und eine hinreichende Gesundheitsvorsorge verhindert, wird Papillom in der dritten Welt weiterhin für etliche Frauen Schicksal spielen dürfen.

Der durch Hepatitis-B-Viren verursachte Leberkrebs ist ebenfalls in erster Linie eine Krankheit der Entwicklungsländer. In den Industriestaaten impft man nur die Risikogruppen – Angehörige der Heilberufe, Homosexuelle und Patienten, die regelmäßig mit Blutprodukten behandelt werden, denn das Virus wird direkt oder indirekt auf dem Blutweg übertragen. In der dritten Welt geschieht dies meist schon während der Geburt. Deshalb besteht in einigen afrikanischen und asiatischen Ländern eine hohe Durchseuchungsrate, die das Leberkrebsrisiko erheblich steigert. Das Deutsche Grüne Kreuz rät Reisenden in diese Länder zur vorbeugenden Impfung.

Wie die Hepatitis-B-Viren die Leberzellen zum Entarten bringen, ist nicht bis ins letzte bekannt. Die chronische Infektion scheint das menschliche Entgiftungsorgan mit fatalen Folgen zu verändern: Je länger das Virus sich in einer Zelle und deren Tochterzellen vervielfältigen kann, um so höher ist die Wahrscheinlichkeit, daß Gene von ihm ins menschliche Erbmaterial eingefügt werden. Die Heidelberger Krebsforscher haben ein mutiertes, stark zellwachstumsförderndes Eiweiß (HBtx) dingfest gemacht. Die Forscher denken jetzt daran, einen Test zu entwickeln, der das Leberkrebsrisiko von chronisch Infizierten ermitteln kann, indem er dieses Virus-Eiweiß nachweist. Experten hoffen, daß vielleicht dieser Weg es ermöglicht, die viruseigene Vermehrung zu hemmen. Ein entsprechender Wirkstoff könnte viele Leben retten, da Leberkrebs der vierthäufigste Tumor ist. Man schätzt, daß weltweit jährlich etwa eine halbe Million Menschen daran sterben. Bislang gibt es jedoch noch keine Therapie gegen Leberzellwucherungen.

Hepatitis-B-, Epstein-Barr- und Papillom-Viren können nur dann Kulturzellen zu unbegrenztem Wachstum verhelfen oder bei einem Lebewesen Krebs auslösen, wenn ihre Gene in die DNA der Wirtszelle eingebaut worden sind. Der

Einbau von DNA-Tumor-Virusgenen ist, darauf weisen alle Forscher hin, eher ein anomales Endprodukt einer Infektion. Ein DNA-Tumor-Virus, das ausschließlich allein für eine Zellwucherung verantwortlich gemacht werden muß, gibt es nicht. Immer sind auch andere Faktoren wie zuviel ultraviolette Sonnenbestrahlung, falsche Ernährung, geschädigtes Immunsystem oder genetische Disposition beteiligt. Allerdings gibt es Viren, bei denen der Einbau in die menschliche Erbinformation den Normalfall darstellt. Es handelt sich um die Retro-Viren, RNA-Erreger, die an die viruseigene Erbinformation spezielle Enzyme anhängen und so für den Einbau sorgen.

Das bekannteste Beispiel eines beim Menschen krebserregenden Retro-Virus bildet das humane T-Zellen-Leukämie-Virus (HTLV-1). Es ist für eine in südjapanischen Küstengebieten auftretende Blutkrebsform verantwortlich. Das Vorgehen von Retro-Viren erweist sich als Gipfel der Ausbeutung. Sie dringen nicht nur in Wirtszellen ein und benutzen deren Stoffwechsel für die Produktion von Nachkommen, sondern können dabei auch noch Gene ihres Wirts stehlen und sie in die eigene Erbinformation einbauen. Sind die geraubten Gene zufälligerweise potentielle Krebsgene, nimmt das Unheil seinen Lauf. Das Retro-Virus wechselt den Wirt, im Gepäck das verschleppte Proto-Onkogen. Diese Gen-Verschleppung ist bei tierischen Retro-Viren gut dokumentiert. Das HTLV-1 arbeitet im Menschen aber offenbar anders. Die Art und Weise können Forscher noch nicht mit letzter Sicherheit beschreiben. Vieles deutet darauf hin, daß ein virales Eiweiß imstande ist, Krebsgene in der Zelle zu aktivieren.

Kinder erkranken nicht an HTLV-1. Die Blutkrebsart ist typisch für Erwachsene, da sie erst bis zu 40 Jahre nach der Infektion auftritt. Auch bei dem Retro-Virus ist eine chronische Infektion die erste Voraussetzung der Erkrankung. Etwa bei jedem zehntausendsten Infizierten gilt der jahrzehntelange virale Feldzug gegen die wehrhaften T-Zellen als siegreich. Die Wissenschaftler können dies noch nicht begründen, sie erwarten allerdings von weiteren Erforschungen dieses Problems wichtige Impulse für die Krebsverhütung.

Auf die Retro-Viren richten sich aber auch die Hoffnungen der Tumor-Virologen, weil sie einschleppen und stehlen können sowie bevorzugt Zellen befallen, die sich teilen. Zudem aktiviert ihr Vorhandensein in Wirtszellen die körpereigene Abwehr. Warum also nicht die Eigenart der Viren in den Dienst nehmen und sie gegen Zellentartungen einsetzen? Eine solche Gentherapie wurde in den Vereinigten Staaten bereits erfolgreich bei Hirntumoren von Ratten angewandt. Die amerikanischen Forscher pflanzten Retro-Viren zunächst ein Herpes-Gen ein, das für die Herpesvermehrung von entscheidender Bedeutung ist, aber durch den Wirkstoff Aciclovir abgeschaltet werden kann. Im Rattenversuch haben die Retro-Viren ihre Fracht in entartete Gehirnzellen eingebracht. Anschließende Aciclovir-Dosen töteten die virusinfizierten Tumorzellen. Doch noch steht die Forschung bei dem Versuch, Retro-Viren als Krebszellen-Killer einzusetzen, erst am Anfang.

Eine ähnliche Strategie aus den sechziger Jahren verspricht ebenfalls aussichtsreich zu sein. Damals zeigten amerikanische Wissenschaftler, daß Hamster, die mit Parvo-Viren infiziert wurden, 20mal seltener an Krebs erkrankten als nicht infizierte Versuchstiere. Kurze Zeit später unterdrückten Forscher eine durch Retro-Viren ausgelöste Katzen-Leukämie mit Parvo-Viren. Unabhängig davon, ob der Krebs durch Viren oder andere Krebserreger verursacht wurde, können Parvo-Viren also Krebszellen aushebeln.

Parvo-Viren (von lateinisch parvus: klein) gehören zu den bislang kleinsten bekannten Vertretern ihrer Art. Die etwa 20 Nanometer winzigen, hüllenlosen DNA-Viren vermehren sich in Zellen mit aktiver Zellteilung. Krebszellen bilden also ideale Kandidaten für sie. Allem Anschein nach sind sie für andere Zellen ungefährlich. Der Grund dafür ist bislang noch nicht bekannt. Jedenfalls führen diese Keime beim

Menschen nicht zu schwerwiegenden Krankheiten, außer bei einer Infektion während der Schwangerschaft. Sie gelten als Verursacher von Darminfektionen und zeichnen für die harmlosen Ringelröteln (auch Ohrfeigenkrankheit genannt) verantwortlich. Diese treten vorwiegend bei Kindern und Jugendlichen auf der Wange mit roten Flecken in Erscheinung. Parvo-Viren sind weltweit verbreitet und werden durch Schmierinfektionen übertragen.

Auf diese winzigen DNA-Viren konzentrieren sich die größten Hoffnungen. Menschliche Krebszellen, die man Mäusen gespritzt hat, werden von Parvo-Viren zerstört, während die gesunden Zellen unangetastet bleiben. Vorstellbar ist heute der Einsatz von Parvo-Viren sowohl zur Vorbeugung als auch bei der Behandlung von Krebserkrankungen. Doch zuerst müssen lange Versuchsreihen und umfangreiche Studien die Unbedenklichkeit und den Nutzen der Erreger beweisen. Das Kapitel »Viren und Krebs« könnte deshalb in einigen Jahrzehnten heißen: Als Schutzschilde gegen die Menschheitsgeißel Krebs in den Dienst genommen.

6. Weltweiter Guerillakrieg: Aids

Im Jahre 1983 zog der Schrecken in Lukunya, einem kleinen Dorf an der ugandisch-tansanischen Grenze ein. Ein paar Frauen hatten plötzlich keinen Appetit mehr, sie litten unter Durchfall und verloren rapide an Gewicht. Irgend etwas raubte diesen Frauen die Lebenskraft. Man fand bald einen Namen für dieses Siechtum: »Juliana-Krankheit«. Denn das Leiden hatte die Frauen getroffen, die Monate zuvor bei einem durchreisenden Händler einen mit diesem Namen bestickten Stoff gekauft hatten. Daß die Kundinnen den Tuchhändler mit dem Tauschmittel des »ältesten Gewerbes der Welt« bezahlt hatten, schien zunächst bedeutungslos.

Es dauerte nicht lange, und die rätselhafte Krankheit griff auf die Männer über. Das Übel komme aus den Bars, behaupteten diese. Hilflos mußten die Menschen mit ansehen, wie die Seuche von einem Dorf aufs andere übergriff und immer mehr Verwandte, Freunde und Nachbarn dahinraffte. Im Winter 1984 erinnerte sich ein Arzt daran, daß das Leiden bereits in amerikanischen Medizinjournalen beschrieben worden war. Seitdem trägt die »Juliana-Krankheit« den Namen, den amerikanische Forscher ihr schon zwei Jahre zuvor gegeben hatten: Aids. Die Afrikaner wußten nun, daß sie nicht einer der vielen regional begrenzten Seuchen anheimfielen, die in den Industrienationen längst ausgerottet waren, sondern die Opfer einer neuen Krankheit waren. Einige nannten sie »Lustseuche«, weil sie durch Sex übertragen wurde. Schon seit 1982 lief die Forschung international auf Hochtouren; ein Gegenmittel war aber noch nicht gefunden. Den Verlauf der Krankheit konnte man jedoch an immer mehr Leidenden studieren und zurückverfolgen.

Die Infektion zeigt drei typische Stadien: Einige Tage nach der Ansteckung können grippeähnliche Erscheinungen auftreten. Sie bleiben meist unbeachtet, weil sie wie Bagatellkrankheiten wirken. Daran schließt sich eine völlig symptomfreie Phase an, die deutlich über zehn Jahre dauern kann, in Einzelfällen aber auch nur Monate (Latenzzeit). Die Krankheit bricht aus mit Lymphknotenschwellungen (Lymphadenopathie-Syndrom), Fieber, Durchfällen, Abgeschlagenheit, Nachtschweiß, Gewichtsabnahme und gelegentlich Persönlichkeitsveränderungen (Aids Related Complex). Am Ende dieser Phase stehen sogenannte »opportunistische Krankheiten« wie Lungenentzündung, Tuberkulose oder Hautkrebs (Kaposi-Sarkom), woran die Betroffenen letztlich sterben.

Am 5. Juni 1981 fiel das Licht der Öffentlichkeit zum ersten Mal auf die neue Krankheit. Damals waren kalifornische Ärzte stutzig geworden: Warum erkrankten gleich fünf junge Homosexuelle an einer äußerst seltenen Lungenentzündung, die bis dahin nur bei Schwerstkranken im Endstadium aufgetaucht war? Warum litten sie unter dem Kaposi-Sarkom, einem äußerst seltenen Hautkrebs? Die Mediziner meldeten die Beobachtung der nationalen Seuchenbehörde CDC in Atlanta, Georgia. Als das CDC an jenem 5. Juni Nachrichten über dieses seltsame Phänomen veröffentlichte, dachte niemand an eine Seuche. Die Krankheit galt zunächst als medizinisches Problem, das auf eine kleine Gruppe amerikanischer Homosexueller begrenzt schien.

Am Ende des Jahres entdeckten die Forscher eine weitere Gemeinsamkeit des Krankheitsbildes. Die Patienten verfügten über zu wenig T-Helferzellen. Diese speziellen weißen Blutzellen nehmen eine zentrale Rolle im Zusammenspiel der Abwehr von Krankheitserregern ein. Der Verdacht, es handele sich um eine Immunschwäche, lag nahe. Am 3. September 1982 wurde die neue Krankheit ins Medizinregister aufgenommen: Acquired Immunodeficiency Syndrome (abgekürzt Aids, zu deutsch erworbenes Immundefekt-Syndrom). Seither werden immer mehr Mosaiksteine über diese Krankheit zusammengetragen.

Nicht wenige reagierten äußerst erstaunt, als sich in den frühen achtziger Jahren abzeichnete, daß ein neues Virus die Krankheitsursache war. Ausgerechnet jetzt, da die Menschheit gelernt hatte, virale Infektionen durch Impfungen auszurotten oder zumindest einzudämmen, schlug die niederträchtige Mikrobe mit einer ganz neuen Art zu. Zwei voneinander unabhängige Forscherteams hatten die Lebensform aufgespürt, die sich im Innern mancher Menschen breitmachte und anderen Mikroben den Boden bereitete, denen die körpereigene Abwehr normalerweise keine Chance ließ. Fast zeitgleich traten Anfang des Jahres 1984 die Leiter der beiden Teams damit an die Öffentlichkeit, Luc Montagnier vom Pasteur-Institut in Paris und Robert Gallo vom Nationalen Krebsinstitut der Vereinigten Staaten. Über die Klassifizierung des tödlichen Keims waren sie sich zunächst nicht einig. Aber er gehörte zweifellos zur Gruppe der Retro-Viren.

Retro-Viren gelten als besonders tückische Vertreter ihrer Art. Zu ihnen gehören die Onko-Viren, die Spuma-Viren und die Lenti-Viren. Alle drei Untergruppen bilden kugelförmige RNA-Viren, die über einen einzigartigen Trick verfügen. Sie bringen ein spezielles Eiweiß (Reverse Transkriptase) mit, das die genetische Botschaft aus ihrem RNA-Einzelstrang in eine doppelsträngige DNA umschreibt. Das ist einmalig in der Natur. Normalerweise fließt die Erbinformation immer von der DNA zur RNA und nicht umgekehrt. Die Reverse Transkriptase schafft jedoch den Umkehrprozeß. Der mit ihrer Hilfe gebildete DNA-Strang wird dann in die Erbinformation der Wirtszelle aufgenommen und mit ihr weitervererbt, als gehörte er schon immer dazu.

Der Aids-Erreger zählt heute zu den prominentesten Vertretern der Lenti-Viren. Diese Gruppe verursacht Infektionen mit einer langen Inkubationszeit. Bis dahin waren Lenti-Viren nur bei Tieren, insbesondere bei bestimmten Schafskrankheiten bekannt. Mittlerweile weiß man, daß die Zeit zwischen Ansteckung und Ausbruch der Krankheitssymptome bei Aids über zehn Jahre betragen kann. In dieser Zeit vermag das Virus durch einen einzigen Menschen unbemerkt in zahlreiche andere zu gelangen, wenn dieser seine Geschlechtspartner häufig wechselt. Bis Anfang 1995 glaubte die Wissenschaftsgemeinde, die Viren schlummerten in der Latenzzeit. In Wirklichkeit – stellten amerikanische Forscher überraschend fest – tobt hinter der Fassade der unbeeinträchtigt erscheinenden Infizierten ein heftiger Kampf zwischen dem Immunsystem und den Eindringlingen.

Retro-Viren sind etwa einen zehntausendstel Millimeter groß und wiegen ein Billiardstel Gramm. Bislang haben sie sich als unschlagbar erwiesen. Beim Verlassen ihrer Wirtszelle (Ausknospen) nehmen sie deren Mantel als eigenen mit und setzen ihm köpfchenartige Noppen (Spikes) aus Zuckereiweißen auf. In ihrem Aufbau ähneln sich alle Retro-Viren.

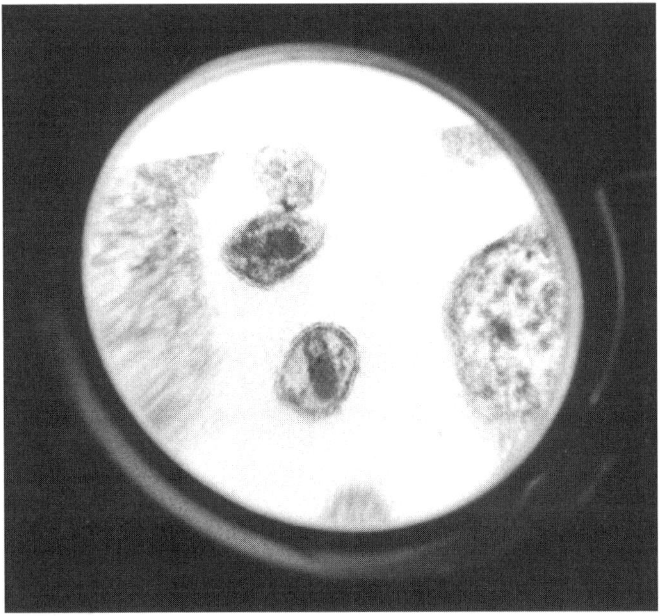

Tappen im Dunkeln: mögliche Aidserreger im Vergleich mit bereits bekannten Viren, 1984.

Unter der Hülle liegt eine dünne Innenhaut, der Kern besteht aus einem RNA-Strang mit angehefteter Reverser Transkriptase, umhüllt von Eiweißen.

Das Erbgut des Aidserregers enthält neben den Bausteinen für den Kern, die Reverse Transkriptase und die Zuckereiweiße, noch weitere Elemente. Eines stimuliert die infizierte Zelle zur raschen Produktion der Zuckereiweiß-Spikes, die dem Mantel angeheftet werden. Sie sorgen dafür, daß das Virus problemlos von einer Zelle zur anderen gelangt. Die Funktion zweier weiterer Bausteine hat man noch nicht erforscht. Der Aidserreger kann wie alle anderen Viren nur über einen Schlüssel in eine Wirtszelle eindringen. Dieser

Schlüssel ist ausgerechnet der CD4-Rezeptor, der auf der Oberfläche von T-Helferzellen sitzt. Diesen für Menschen und einige Affen typischen CD4-Rezeptor tragen auch die Freßzellen. Sie bilden zusammen mit den T-Helferzellen wichtige Kämpfer für die menschliche Unversehrtheit.

1984, zwei Jahre nachdem das Virus näher bestimmt worden war, einigten sich die Wissenschaftler auf den Namen des tödlichen Keims: Human Immunodeficiency Virus (abgekürzt HIV, zu deutsch menschliches Abwehrschwäche-Virus). Statt alle Anstrengungen auf die Erforschung des unbekannten Feindes zu konzentrieren, lieferten sich die Entdecker Montagnier und Gallo entwürdigende Medien- und Gerichtsscharmützel, wessen Name denn nun in der Wissenschaftsgeschichte legitimerweise mit dem Virus genannt werden dürfe. Es ging nicht allein um die Ehre, sondern dahinter standen handfeste, geldwerte Patentrechte. Montagnier hatte das Virus als erster entdeckt und dem Kollegen Gallo eine Probe geschickt. Dieser wiederum erfaßte zuerst die volle Bedeutung des Virus. Noch während des Streits wurde HIV in HIV 1 umbenannt. Die deutsche Virusforscherin Helga Rübsamen-Waigmann entdeckte 1987 einen neuen Typ, HIV 2. Er unterscheidet sich in seinen Antigenen vom Typ 1 und wurde deshalb bis dahin von den Aidstests nicht erfaßt. Erst Anfang 1987 brachte ein Vergleich die Einigung im Urheberstreit, wonach Montagnier und Gallo je zur Hälfte als Entdecker gelten. Die Patent-Erträge wandern in einen gemeinsamen Fonds für die Aids-Forschung.

In der Zwischenzeit stiegen die Meldungen über Aidsinfizierte stetig an. Das Virus breitete sich offensichtlich in Windeseile über die ganze Welt aus. Zunächst meldeten die Vereinigten Staaten die meisten Erkrankten. Die Bundesrepublik registrierte 1982 die ersten Aids-Fälle. Doch da Ansteckung und Krankheitsausbruch zeitlich weit auseinanderliegen können, wußten die Epidemiologen nicht, wie schnell das Virus sich weiter vermehrte. Die Wissenschaftler warnten die Behörden. Aufklärungskampagnen liefen aber nur sehr langsam an. Nicht zuletzt deshalb, weil man Aids lange Zeit für eine Seuche der Homosexuellen und Drogenkranken hielt.

Weltweit waren Anfang 1995 eine Million Aids-Fälle gemeldet. Die tatsächliche Zahl der Kranken schätzt die WHO wegen der hohen Dunkelziffer auf mehr als vier Millionen. Die Zahl der Virusträger ist um ein Mehrfaches höher. Sie wächst in der dritten Welt ständig. In Deutschland sind bis 1995 mehr als 65 000 positive Testergebnisse gemeldet. Über 12 000 Personen sind erkrankt und in Behandlung. Mehr als 7 500 starben seit 1981 an der Immunschwäche.

Afrika und Asien weisen hohe Wachstumsraten auf, besonders südlich der Sahara gerät Epidemiologen zufolge die Situation außer Kontrolle. Von den 25 Millionen Kenianern waren Anfang 1995 fast eine Million mit dem HIV infiziert. Nirgendwo scheint sich der weltweite Guerillakämpfer jedoch schneller auszubreiten als in Indien. Nach Schätzungen der WHO gibt es hier zweieinhalb Millionen Infizierte. Lastwagenfahrer und Prostituierte geben das Virus weiter. Mehr als die Hälfte der Devadasi, einer Hindu-Frauensekte, deren Mitglieder sich durch Prostitution ernähren, tragen das Virus in sich, während bei den Lastwagenfahrern ein Drittel betroffen sind. Offiziell registrierte man allerdings seit 1986 nur 800 Aidsfälle in Indien.

In der Ersten Welt konnten Aufklärungskampagnen, Aidstest sowie regelmäßige Antikörper-Kontrolle von Blutkonserven die Ausbreitung des Virus eindämmen. Den Erfolg der Aufklärungsbemühungen bewies nicht zuletzt die Situation der Kondom-Hersteller. Kondomfabriken verordneten ihren Arbeitern bald Überstunden und fuhren für ihre Verhältnisse gigantische Umsätze ein. Was in den reichen Industrienationen an Aufklärung geleistet wurde, davon konnten Gesundheitspolitiker in Afrika und Asien nur träumen. Selbst wenn die Leute wüßten, daß ungeschützter Sexualverkehr gefährlich ist, woher sollten sie das

Geld für Kondome nehmen, wenn sie nicht einmal die tägliche Schüssel Reis bezahlen konnten? Afrika und einige Teile Asiens zeigen deutlich, daß Aids zu den Masseninfektionen gehört.

Nicht zu leugnen sind die charakteristischen Begleiterscheinungen einer Seuche. Weil der Erreger unbemerkt weitergegeben wird, weckt er tiefsitzende Ängste. Viele soziale Reaktionen auf Infizierte, also mögliche Überträger des Virus, zeigen sich ähnlich irrational und hysterisch wie sie seit jeher aus der Seuchengeschichte bekannt sind. Lange stand die Menschheit den ansteckenden Massenerkrankungen hilflos gegenüber. Das galt bis zur Mitte des 20. Jahrhunderts sogar für Grippe und Pocken. Für die Ursachen fand man die verschiedensten Erklärungsversuche. Zeitgenössische Chronisten hielten sich nur selten mit der minutiösen Beschreibung der Krankheitszeichen auf. Lieber ergingen sie sich in metaphysischen Betrachtungen und hielten die Seuchen für eine Strafe Gottes. Mit der Konsequenz, daß für die Betroffenen die innere Hölle der Infektion nicht selten auch von einer äußeren Hölle der Ausgrenzung begleitet wurde.

Vor Beulenpest, Fleckfieber oder Lepra schützten die Gesunden sich, indem sie Kranke ohne Erbarmen aus ihren Kreisen entfernten. Besonders die Oberschicht ließ Vorsichtsmaßnahmen walten, die eine Infektion erfahrungsgemäß verhinderten. Man ahnte den Zusammenhang von Schmutz, Ungeziefer und Krankheit, was die Menschen jedoch nicht hinderte, Sündenböcke für die »Heimsuchung« zu finden. So wurden Hexen des »bösen Zaubers« angeklagt und Juden der »Brunnenvergiftung« bezichtigt. Die Kluft zwischen den Ständen verschärfte sich. Erkrankte Dienstboten ließ man gnadenlos außer Haus schaffen. Arme wurden unbarmherzig über die Landesgrenzen abgeschoben.

Wissenschaft und Forschung fanden im Verlauf der Neuzeit gemeinsam mit der Gesundheitspolitik andere Formen der Bewältigung. Man richtete den Blick auf die medizinischen Ursachen. Die öffentliche Trink- und Abwasserversorgung sowie später die Antibiotika untergruben Schwindsucht, Scharlach und Diphterie. Impfstoffe nahmen der Kinderlähmung ihren Schrecken und rotteten auch die Pocken aus. Insektenvertilgungsmittel drängten die Malaria zumindest zurück. Schutzimpfungen und Chemoprophylaxe schienen das Leben berechenbar zu machen. Der Erfolg bestand darin, daß die jüngeren Generationen in der Ersten Welt keine lebensbedrohende Epidemie erleben mußten. Doch die Reaktionsmuster von einst, als man die Ursachen der Krankheiten nicht kannte, sind mit Aids wieder auferstanden.

Das plötzliche Auftauchen von Aids hat hysterischen Reaktionen Vorschub geleistet. Zeitgenossen mit Sinn für Horrorgeschichten verbreiteten das Gerücht, daß das Aids-Virus ein aus dem Labor entkommener, gentechnisch frisierter Killer sei. Das Thema war erst vollends aus der Welt geschafft, als Wissenschaftler das HIV in aufbewahrten Blutseren aus den sechziger Jahren nachwiesen. Zu der Zeit gab es die Gentechnik noch nicht.

Zäher halten sich dagegen Einschätzungen, die der angeblich gesunde Menschenverstand hervorgebracht haben soll. Die Krankheit komme aus Afrika, einem »minderwertigen« oder »unterentwickelten Kontinent«. Homosexuelle hätten sie in die Zivilisation gebracht, d. h. jene, die als »abartig« gelten. Aids sei ebenfalls unter Prostituierten und Drogensüchtigen verbreitet, also dem »Abschaum« der Gesellschaft. Eine Infektion, deren Ursache und Wirkung bekannt sind, wird zum Inbegriff für Schuld und Sühne. Als hätte es das Zeitalter der Aufklärung genausowenig gegeben wie den Fortschritt der Naturwissenschaften. Das Nachrichtenmagazin »Der Spiegel« berichtete, Großeltern faßten ihre infizierten Enkel nur noch mit Gummihandschuhen an, und betroffene Kinder verlören ihre Plätze in Kindergärten und Schulen. Selbst Reitunterricht sei einem infizierten Kind mit den Worten versagt worden, das Pferd könne sich anstecken.

Eine Mischung aus Ignoranz und Moralismus bestimmte in den achtziger Jahren das geistige Klima. Dies besserte sich erst, als nicht mehr zu leugnen war, daß auch die »Normalbevölkerung« zunehmend zu den Betroffenen zählte. Durch Übertragung verseuchten Bluts wurden »Bluter«, Frauen und Kinder infiziert; dies raubte dem Gerücht von der »Schwulenseuche« den Boden. Allein in Deutschland gelangte der tödliche Zellparasit im Laufe der achtziger Jahre bei 2 000 Personen über eine Bluttransfusion in deren Organismus.

Man erfuhr von tragischen Einzelschicksalen bei Kindern, die sich durch Geburt oder Blutübertragung bei Operationen infizierten und somit das Erwachsenenalter nicht erreichen konnten. Obwohl das Risiko, das Virus beim Spielen weiterzugeben, sehr gering ist, wollte keiner Kontakt mit ihnen haben. Sie waren ungleich schwächer und kleiner als ihre gesunden Altersgenossen. Medikamente machten die Kinder schlapp, und sie reagierten mit riesigen Blutergüssen, wenn sie sich irgendwo anstießen. Manchmal wurde ihnen einfach nur übel. Sie mußten sich vor jeder Kinderkrankheit und Erkältung hüten, denn an sich harmlose Infektionen konnten zur letzten, tödlichen Krankheitsphase führen.

Aids-Patienten sterben nicht an HIV. Das Virus bereitet vielmehr den Boden für ansonsten eher harmlose Killerkommandos. Denn der Kampf des Immunsystems gegen die Vermehrung des tödlichen Feindes hat die Patienten so geschwächt, daß sie Opfer schwerer Zweitinfektionen werden. Am häufigsten kostet ein Einzeller namens Pneumocystis carinii den Patienten das Leben. Er verursacht eine schwere Lungenentzündung. Die besiegt geglaubten Tuberkel-Bazillen führen zu schwerer Tuberkulose. Andere Erreger, wie die Zytomegalie-Viren, befallen neben den inneren Organen auch die Augen. Der Erreger der Toxoplasmose löst schwere Störungen im Gehirn aus. Die Epstein-Barr-Viren verursachen Krebs. Neuerdings wurde bekannt, daß ein neu entdeckter, besonders großer Herpes-Typ das Kaposi-Sarkom auslöst.

Seit 1988 gibt es eine Erklärung für das hohe Infektionsrisiko beim Analverkehr. Die Zellen des Mastdarms tragen an ihrer Oberfläche eben jene CD4-Schlüssel, an die HIV so problemlos andockt. Da die Schleimhaut durch Reibung schnell gereizt wird, ist der Übertragungsweg von der Samenflüssigkeit in die Darmwand ungewöhnlich kurz. Außer in Samen, Blut und Speichel findet man das Aids-Virus in Urin, Tränen, Muttermilch, Gehirnflüssigkeit und dem Sekret der Lungenbläschen, d. h. mit anderen Worten, überall dort, wo Freßzellen und T-Helferzellen für Sauberkeit und Gesundheit des Organismus sorgen sollten. Doch die Infektionswege beschränken sich auf Blut und Genitalsekrete. Andere theoretische Möglichkeiten wie Ansteckung durch intensive Zungenküsse sind nicht nachgewiesen. Die Forscher gehen davon aus, daß sich im Speichel zu wenig Viren befinden. Ansteckung über die Haut ist nur bei Kontakt der verletzten Haut mit Blut oder Samen möglich. Dort kann das Virus offenbar an die Langerhansschen Zellen andocken, die wie die T-Helferzellen und Freßzellen einen CD4-Schlüssel an ihrer Oberfläche tragen.

Bis heute hat man nicht völlig geklärt, wie und wann die Seuche begann. Die Epidemiologen haben dennoch die Hauptwege des langsamen Todesvirus zurückverfolgen können. Man nimmt an, daß der Erreger irgendwann in der Mitte dieses Jahrhunderts den Sprung vom Affen auf den Menschen schaffte. Bei Affen hatte man den verwandten Erreger Simian Immunodeficiency Virus (SIV) gefunden, zu deutsch Affen-Immunschwäche-Virus. Schimpansen trugen einen dem HIV 1 ähnlichen Typ in sich. Unter afrikanischen Meerkatzen und asiatischen Makaken entdeckte man einen nahen Verwandten von HIV 2. Die Forscher suchten deshalb nach Beweisen, daß das Affen-Virus auch menschliche Zellen befällt. Untersuchungen in Primatenzentren haben den Erreger im Blut von Tierpflegern nachgewiesen. Dieser

Aids-Vetter verursacht jedoch bei den Tierpflegern keine Krankheit. Wie es aber zum Abstreifen des SIV-Kleides kam, und in welchem Wirt die Mutation zum tödlichen Keim gelang, liegt weiterhin im Dunkeln. Das Virus könnte durch einen Biß oder Kratzer auf Menschen übergegangen sein, beispielsweise während einer Jagd oder durch ein in Afrika praktiziertes Ritual mit Affenblut. Es könnte sich noch in einem Affen zum tödlichen Keim verwandelt haben oder erst im Menschen mutiert sein.

»Herkunft unbekannt« gilt aber nicht für die Verbreitung der Seuche, denn das Virus kam wohl aus Afrika. Die ältesten infizierten Blutseren stammen von diesem Kontinent. Anhand alter Blutproben läßt sich der Seuchenzug in den Vereinigten Staaten zurückverfolgen. Zuerst breitete sich HIV unter Drogenabhängigen aus. 1978 gelang ihm dann der Sprung in die Blutbanken. Ein Jahr später erreichte das Virus Homosexuelle in Kalifornien. Europas Krankenakten berichteten Anfang der achtziger Jahre vereinzelt von einer rätselhaften Immunschwäche bei Seeleuten, die man nachträglich auch als Aids diagnostizierte.

Mittlerweile können die Epidemiologen eine Landkarte für Aids-Erreger zeichnen. Ein internationales Projekt der WHO zeigt, daß die Viren sich dort als einheitlich erweisen, wo sie erst kürzlich eingedrungen sind. So zeigt der Subtyp E des HIV 1 in Thailand trotz massenhaften Auftretens noch keine große Variationsbreite. Dagegen haben sich HIV 1 und 2 in Afrika, wo sie nachweislich seit mehr als 20 Jahren wüten, in etlichen Ausformungen vervielfältigt.

Häufigste Variante in Deutschland sind die Subtypen A und B des HIV 1, wobei B als aggressivster Typ gilt. HIV 2 bleibt dagegen eher eine Randerscheinung. 1994 war in Belgien und Frankreich ein neuer Subtyp aufgetaucht. Diese aggressive Virusvariante konnte man nach Kamerun, Gabun und Äquatorialafrika zurückverfolgen. Wissenschaftler des Max-von-Pettenkofer-Instituts in München isolierten den neuen Typ in Deutschland erstmals Anfang 1995. Er heißt

Subtyp O und ist 1986 in Kamerun zum ersten Mal aufgetreten, wurde allerdings damals anders benannt. Das Identifizieren dieser Erreger-Abart veranlaßte die Forscher, schnell zu reagieren. 1995 gab es neun unterschiedliche Testsysteme in Deutschland. Doch vier von ihnen erkannten den Subtyp O nicht. Den Routinetests mußte also schnell ein weiteres Antigen beigemischt werden. Die Forscher machen sich jetzt ein Bild darüber, welche Variationsbreite innerhalb dieses Subtyps besteht. Denn nur wenn alle Varianten mit dem O-Antigen erfaßt werden, sind die Aidstests zuverlässig.

Die häufigen Mutationen komplizieren die Gegenwehr enorm. Immer noch können die Ärzte allenfalls Schäden begrenzen und den Verlauf der Erkrankung verzögern. Ein Mensch, der mit dem HIV angesteckt wurde, erkrankt nach durchschnittlich zehn Jahren an Aids. Seine mittlere Lebenserwartung als Aids-Patient liegt bei etwa zwei Jahren. Die Hoffnungen der Experten richten sich auf einen Impfstoff, der jedoch noch in weiter Ferne steht. In der Zwischenzeit haben die Forscher sich durch eine lange Liste chemischer Verbindungen durchgearbeitet, die einen bereits bekannten antiviralen Effekt erzielen. Als Strategie erscheint das Hemmen oder Verhindern eines der drei Hauptstadien des viralen Lebenszyklus erfolgversprechend:

1. Andocken und Eindringen,
2. Umschreiben der RNA in DNA oder
3. Zusammenbau der viralen Elemente vor dem Austritt des Virus aus der Wirtszelle.

Ein Stoff konnte die Krankheit bislang in klinischen Studien verlangsamen: das seit 1987 zur Aids-Behandlung zugelassene Azidothymidin (AZT). Das Medikament heilt nicht, es hemmt lediglich die virale Vermehrung und kann so den Ausbruch hinauszögern sowie den Krankheitsverlauf mildern. Die Substanz wurde schon in den sechziger Jahren als Krebsmedikament entwickelt, erwies sich jedoch bei der Behandlung entarteter Zellen als wirkungslos. Anfang 1985 entpuppte sich das AZT im Reagenzglas allerdings als möglicher Virusblocker. Zwölf Monate später testete man das Mittel in klinischen Studien. Ein Teil der Patienten erhielt AZT, ein anderer wurde mit einer Scheinarznei (Placebo) versorgt. Doch schon bald brachen die Forscher die Studie aus ethischen Gründen ab. Die Patienten, die zum Vergleich das Placebo verabreicht bekommen hatten, starben schneller als die AZT-Versuchspersonen.

AZT beeinflußt die Arbeit der Reversen Transkriptase. Der Wirkstoff gehört zur Gruppe der Nukleosid-Analoga. Er ähnelt den Bausteinen der DNA. Bei der Zellherstellung wird der Wirkstoff deshalb wie ein DNA-Baustein verwendet. AZT nimmt den Platz eines viralen Bausteins ein und blockiert die weitere Virusproduktion, denn es ist dem Baustein nur ähnlich, nicht aber mit ihm identisch. Deshalb kann die Reverse Transkriptase keine weiteren Elemente anfügen, da sie nun nicht mehr passen.

Wenn AZT den Krankheitsverlauf auch nur verzögern kann, bessert es zumindest den Zustand der Patienten. Sie nehmen an Gewicht zu. Allerdings müssen sie Nebenwirkungen in Kauf nehmen. Fast ein Drittel der Behandelten leidet unter Blutarmut. Sie wird durch die Wirkung des AZT auf das Knochenmark, wo die Blutkörperchen gebildet werden, verursacht. Deshalb erhalten solche Patienten heute Kombinationspräparate mit körpereigenen Faktoren, die wie Interferon die Bildung von Blutzellen in Gang setzen. Mit AZT werden auch zwei weitere Medikamente kombiniert, sie enthalten ebenfalls Moleküle, die den DNA-Bausteinen ähneln, und täuschen dem viralen Eiweiß vor, sie wären ein DNA-Baustein: DDC (Dideoxycytidin) und DDI (Dideoxyinosin). Folglich werden sie in den DNA-Strang eingebaut, und die Reverse Transkriptase kann die Kette nicht mehr vervollständigen. Diese Medikamente sind nebenwirkungsarm und werden deshalb auch allein bei AZT-Unverträglichkeit eingesetzt. Pharmazeuten haben 1995 eine zweite Medikamentengeneration entwickelt. Spezielle

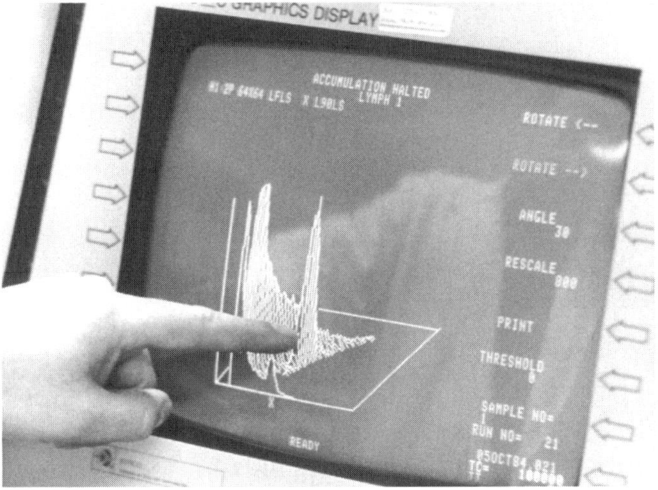

Intensive Forschung: Medizinische Computerprogramme errechnen die Vermehrungsrate der menschlichen Lymphozyten (weiße Blutkörperchen).

Eiweiße (Proteinasehemmer) sollen verhindern, daß sich die Virusteilchen in der Zelle zusammenbauen können, damit die Viren in ihrer Opferzelle gefangen bleiben. Ohne Eiweißhülle können die Viren ihre Wirtszelle nämlich nicht verlassen. Die Forscher wollen den Wirkstoff zusammen mit den anderen Medikamenten zu einem »Anti-Aids-Cocktail« mixen.

Bisher haben drei Therapieansätze den Wettlauf mit dem Tod aufgenommen: Stoffe wie das AZT, die die virale Vermehrung blockieren; Medikamente, die das angeschlagene Immunsystem unterstützen; Arzneien, die gezielt die Erreger der Zweitinfektionen aushebeln. Der vierte Ansatz, die Proteinasehemmer, wird in den Vereinigten Staaten getestet. Dennoch: Aids bleibt tödlich. Noch siegt das Virus im Kampf gegen das Immunsystem. Nur vereinzelt gibt es

Fälle von Kindern, bei denen die Infektion von selbst verschwunden sein soll. Solches spontane Erlöschen von Aids-Infekten wird allerdings von einigen Forschern angezweifelt. Sie begründen ihre Bedenken mit Verunreinigungen und unzulänglich abgesicherten Tests. Zudem kritisieren sie die Ärzte, die versäumt hätten, die Infektion durch zwei Tests – den üblichen Zellkulturtest und eine Polymerase-Kettenreaktion – zu prüfen. Falls das Virus tatsächlich spontan verschwinden könnte, haben die Forscher dafür genausowenig eine Erklärung wie für den Fall einiger Prostituierter in Gambia, die offenbar auf natürlichem Wege immun gegen Aids sind.

Britische Wissenschaftler entdeckten bei diesen Frauen, die seit Jahren sexuelle Beziehungen mit infizierten Männern hatten, eine zelluläre Immunität. Ihr Blut wies weder Erbmaterial des Erregers noch Antikörper gegen ihn auf. Dafür aber etliche auf die Vernichtung infizierter Zellen spezialisierte Abwehrzellen, die zytotoxischen T-Zellen. Deren Aggressivität gegen HIV 1 und HIV 2 ließ sich im Reagenzglas eindrucksvoll studieren. Die hochspezialisierten Abwehrkämpfer erkennen bestimmte Teilstrukturen des Virus, die Peptide, worunter man Spaltprodukte des Eiweißabbaus verstehen muß. Die Forscher hoffen, durch das Studium dieser Fälle einen wichtigen Schritt in Richtung Aids-Impfstoff gehen zu können.

Bis in die neunziger Jahre hinein kann es passieren, daß jemand das tödliche Virus unwissentlich an einen weitergibt, dem er für Stunden, Jahre oder lebenslang zugetan ist. Lange nach dem Sieg gegen die Syphilis können Lust und Fortpflanzung wieder den Keim des Todes in sich bergen. Drei Jahrzehnte nach der »sexuellen Revolution« müssen die Menschen erkennen, daß möglicherweise ein »Fehltritt« mit dem Leben bezahlt werden muß. Bislang kann die Forschung dieses zwischenmenschliche Beziehungsgift, das das Virus streut, nur ein wenig entschärfen. Es bleiben entscheidende Fragen offen, von deren Klärung die internationale

Wissenschaftsgemeinde wichtige Fortschritte für Erkenntnis und Therapie erhofft. Warum sterben manche Menschen bereits wenige Monate nach der Infektion, während andere jahrzehntelang von Symptomen unbehelligt weiterleben können?

Die schlagkräftigen Abwehrkämpfer im Immunsystem der gambischen Prostituierten können vielleicht den Weg weisen. Auf einer anderen Spur befinden sich amerikanische Forscher, die ermittelt haben, daß entgegen der alten Theorie das Virus nie schläft. Hinter der ruhigen Fassade einer monate-, manchmal auch jahrzehntelang schwelenden Infektion tobt in der Latenzzeit vielmehr ein heroischer Abwehrkampf. Im Verlauf eines zähen Stellungskrieges vernichtet die unermüdliche Verteidigung täglich rund eine Milliarde Viren sowie infizierte Zellen und schafft ihre Reste beiseite. Doch die mißbrauchten Wirtszellen produzieren ebenso viele Viren neu. Innerhalb von drei Tagen, errechneten die Wissenschaftler, wird fast der gesamte Virusbestand ausgetauscht. Von der erbarmungslosen Schlacht in ihrem Körper, die hauptsächlich in einigen Teilen des Lymphsystems ausgefochten wird, ahnen die symptomlosen HIV-Infizierten nichts. Sie fühlen sich währenddessen gut. Das labile Gleichgewicht hält sich zunächst, bis das Immunsystem überwältigt ist und nicht mehr nachkommen kann. Das Virus hat in der gnadenlosen Abnutzungsschlacht die Oberhand gewonnen.

Dem ständigen gegenseitigen Massaker in der Latenzzeit kamen die Aidsforscher beim Test eines neuen Medikaments auf die Spur. Mit einem neuen, hochempfindlichen Testsystem fischten sie täglich das Erbgut des Erregers aus dem Blut und errechneten daraus dessen Zahl. So ermittelten sie, daß das neue Medikament das Heer der Eindringlinge erheblich reduzierte. Gleichzeitig stieg die Zahl der CD4-Zellen wieder an. Dann folgte der Gegenschlag. Die verbleibenden Angreifer vermehrten sich rasch, indem sie ihre »Rüstung« wechselten.

Des Rätsels Lösung: Offenbar durchläuft die HIV-Infektion in jedem Wirtsorganismus eine eigene Evolution. Unter dem Druck der Abwehr bilden sich so lange neue Varianten, bis ihre unglaubliche Vielfalt das unermüdliche Immunsystem überwältigen kann. Moderator dieses Kampfgeschehens ist die unsauber arbeitende Reverse Transkriptase. So pfuscht sie etwa einmal pro 10 000 Bausteinen. Durchschnittlich ist also jedes Virus fehlerhaft, denn die RNA des HIV hat 10 000 Bausteine. Für die körpereigene Abwehr sind allerdings nur solche Fehler tragisch, die sie daran hindern, den Eindringling zu erkennen.

Fehler, die neue Virus-Kleider hervorbringen, gibt es leider in Unmengen. Die Forscher rechnen mit 10 000 bis 100 000 verschiedenen Sorten in einem einzigen Körper. Das Immunsystem reagiert darauf mit immer neuen Abwehrspezialisten, die jeweils nur eine spezielle Truppe des Gegners vernichten. Irgendwann – das ist ein reines Problem der gegnerischen Vielfalt – verzettelt sich die Abwehr. Dann beginnt der Gegner, ihre potentesten Kundschafter, die T-Helferzellen und B-Zellen sowie ihre aggressivsten Allzweckwaffen, die Freßzellen, gnadenlos für seine Zwecke auszubeuten. Ein gesunder Mensch hat 800 bis 1 000 T-Zellen pro Milliliter Blut. Bei symptomfreien Virusträgern liegt der Wert zwischen 200 und 500. Die tödliche Schwelle liegt bei etwa 100 T-Zellen. Andere Mikroben überwältigen dann den Organismus und führen das Endstadium herbei. Das Zytomegalie-Virus gewinnt bei weniger als 100, das Lungenentzündungsbakterium bei weniger als 50 T-Zellen die Oberhand.

Dieses neue Wissen hat Konsequenzen für die Therapie. Das Gleichgewicht der Kräfte, zeigen die Rechnungen der Wissenschaftler, kippt bei etwa 50 000 bis 100 000 Erregern pro Milliliter Blutplasma um. Solange weniger als 10 000 Viren pro Milliliter gemessen werden, ist nach Expertenmeinung eine Medikamentengabe überflüssig. Außerdem sind demzufolge Kombinationspräparate einem einzigen Mittel überlegen, weil die Viren ihnen schlechter ausweichen können. Die Ergebnisse bergen aber auch einen wegweisenden Hinweis: Die Forschung sollte sich stärker auf unveränderliche Bestandteile des Virus konzentrieren, da die tückischen Krieger zu oft ihre Rüstung wechseln.

Die Tierforschung ist bislang erfolgreich einen anderen Weg gegangen. Virusexperten vom Langener Paul-Ehrlich-Institut haben eine Schutzimpfung gegen eine tödliche Form des Affenvirus SIV entwickelt. Sie bringt die Erreger nach alter Tradition in amputierter Form in den Körper. Die geschwächten Viren lassen der körpereigenen Abwehr genügend Zeit, die Infektion frühzeitig abzuwürgen. Bislang erfreuen sich die Langener Laboraffen bester Gesundheit, auch nachdem sie mehrfach mit den gefährlichen Erregern konfrontiert wurden. Ob dieser Zustand anhält, weiß man aber nicht. Die Forscher geben zu bedenken, daß das Virus möglicherweise erst in 20 oder 30 Jahren aggressiv werden könnte. Sie bauen auf eine Sicherheitsstudie, die mindestens 20 Jahre dauern soll. Erst wenn die Affen dann immer noch nicht an Immunschwäche erkranken, kann man daran denken, auch beim Menschen ein amputiertes HIV einzusetzen. Bis dahin kann man nur versuchen, die Zahl der Erreger im Körper so lange wie möglich medikamentös klein zu halten und Zweitinfektionen zu verhindern oder zu mildern.

Vielleicht kommen die Langener Forscher bis dahin aber auch auf einer anderen Spur weiter. Ihre Studien mit SIV-resistenten Meerkatzen brachten eine molekulare Waffe gegen das Affenvirus ans Licht. Dieser natürliche Schutz ist ein Botenstoff (Lymphokin), den T-Killerzellen absondern. Der Entdecker der Substanz, der Langener Institutsdirektor Reinhard Kurth, gab ihr den Namen ISL (Immundefizienz-Virus supprimierendes Lymphokin). Sie scheint die Virusvermehrung zu stoppen. Kurths Ergebnisse zeigen einmal mehr: Nach über zehn Jahren aufwendiger Laborarbeit gibt es nun Perspektiven, das sich ständig vergrößernde Heer der Guerillakämpfer namens HIV vernichtend schlagen zu können.

7. Gelegentliche Massaker: Gelbfieber und andere Infektionen

Im Mai 1993 tauchte die Plage plötzlich wieder auf. Mensch und Tier in Assuan, Oberägypten, zeigten das gleiche Bild wie im Jahre 1977: Fieber, Hirnhautentzündung und Sehstörungen. Die Erkrankten klagten über Kopfschmerzen und Übelkeit, einige wenige litten an inneren Blutungen. Tiere verendeten in großer Zahl. Das Rifttalfieber war nach fast zwanzig Jahren erneut in Ägypten ausgebrochen. Die Bewohner dieser Region kannten die Virusinfektion bereits. Hin und wieder überfiel sie Rinder, Schafe und Ziegen, seit dem Bau des gigantischen Staudammes jedoch auch die Menschen. Die meisten Lämmer und viele Kälber starben nach der Infektion, Muttertiere verloren ihre Leibesfrucht. Man wußte, daß sich die Krankheit, gegen die man wenig tun konnte, besonders nach der Regenzeit schnell ausbreitete. Diesmal kam sie aus dem Sudan. In wasserreichen Gebieten treten die Zwischenwirte des Virus, die gemeinen Stechmücken, in großer Zahl auf. Trotz der eilends eingeschränkten Viehtransporte in Richtung Norden breitete sich das Rifttalfieber-Virus in einem Zeitraum von drei Monaten bis zum Nildelta aus.

Die Ägypter reagierten rasch und besonnen auf die Seuche. Mehr als sechs Millionen Tiere wurden in enger Zusammenarbeit von Gemeindeverwaltungen, Ministerien und Tierärzten geimpft, d. h. über 90 Prozent des Haustierbestandes. Erst wenn einen ganzen Monat lang in einem Bezirk keine Infektion mehr aufgetreten war, durfte das Vieh wieder verladen werden. Die Schutzimpfungen, das Viehtransport-Verbot, aber auch die Todesfälle bedeuteten erhebliche finanzielle Verluste für das ohnehin stark gebeutelte Land.

Glücklicherweise zeigte sich die Verlaufsform des Rifttalfiebers von 1993 als nicht so gravierend wie 1977, denn es äußerte sich bei den Menschen in den meisten Fällen nur in

Augenerkrankungen und Fieber. In den siebziger Jahren waren dagegen 20 000 Menschen an Hirnhautentzündung erkrankt. Viele erblindeten damals und trugen schwere Leberschäden davon. 600 Infizierte überlebten den viralen Überfall. 1993 bekamen die Ägypter die Epidemie ein halbes Jahr nach ihrem Ausbruch in den Griff. Nach sorgfältiger Beobachtung und nochmaligem Impfen erklärten die Gesundheitsbehörden Ägypten im Oktober 1994 endgültig für fieberfrei. Ein Aufatmen ging durch das ganze Land. Doch der nächste Überfall wird sicherlich kommen.

Seit die Fachwelt in den sechziger Jahren die Champagnerkorken knallen ließ, um die Erfolge bei der Seuchenbekämpfung angemessen zu feiern, mußte sie wieder herbe Rückschläge einstecken. Die vollmundige Verkündigung des Generalstabsarztes William Stewart im Weißen Haus von Washington: »Die Zeit ist gekommen, das Kapital Infektionskrankheiten abzuschließen«, erwies sich als voreilig. Der siegessichere Offizier und mit ihm die Wissenschaftsgemeinde hatten die Anpassungsfähigkeit der Mikroben unterschätzt. Zwar konnten die lange gefürchteten Pocken zehn Jahre später endgültig besiegt werden, aber die Forscher werden immer wieder mit bekannten, aber auch mit neuen, hochgefährlichen Virusinfektionen konfrontiert. Ganz zu schweigen von den Unempfindlichkeiten (Resistenzen), die Bakterien gegenüber Antibiotika und Chemotherapie entwickelten.

Das Rifttalfieber gehört zu den beherrschbaren Virus-Erkrankungen. Rechtzeitig entdeckt, muß daran niemand sterben, sofern er eine vernünftige medizinische Behandlung erhält. Der Erreger, der seinen Namen dem ostafrikanischen Grabensystem Rift-Tal verdankt, ist in den Ländern südlich der Sahara beheimatet und schwärmt besonders nach Regenzeiten aus. Denn dann haben seine Zwischenwirte, die Stechmücken, Gelegenheit erhalten, sich massenhaft zu vermehren. In den dreißiger Jahren tauchte die Epidemie zum ersten Mal in Kenia auf. Zahlreiche Rinder, Schafe und

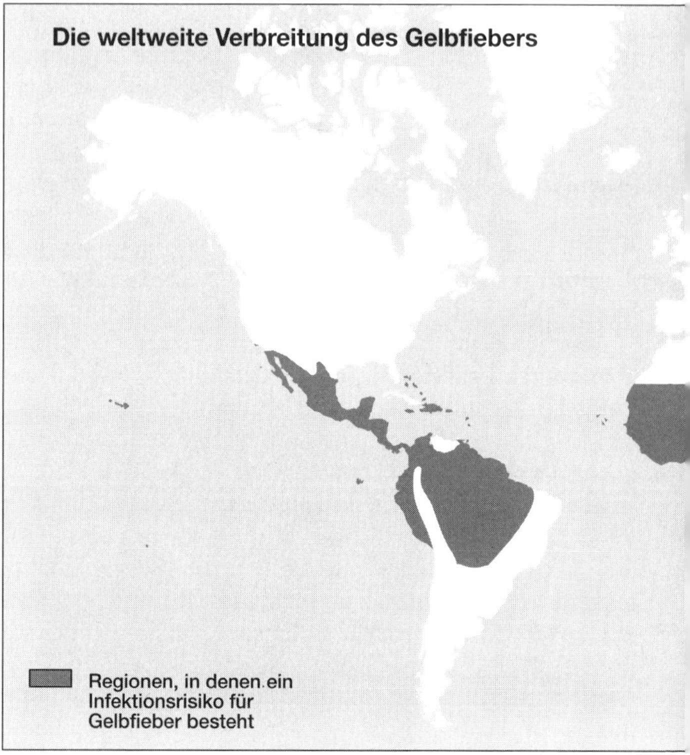

Ziegen verendeten damals. 1988 wütete der inzwischen aggressiver gewordene Keim in Mauretanien. Er kostete 224 der mehr als 1200 infizierten Menschen das Leben.

Gravierende Einschnitte in die Natur von seiten des Menschen haben dem Erreger eine goldene Brücke ins nördliche Afrika gebaut. Der Assuan-Staudamm am Nil vergrößerte die Wasserfläche um ein Vielfaches. Das industrielle Großprojekt aus den sechziger Jahren schaffte mit dem riesigen Nassersee einen idealen, bis in den Sudan hineinreichenden Mückenbrutplatz. Der Stausee verschont heute weite Landstriche am Nilufer vor der bis dahin zweimal im Jahr auftre-

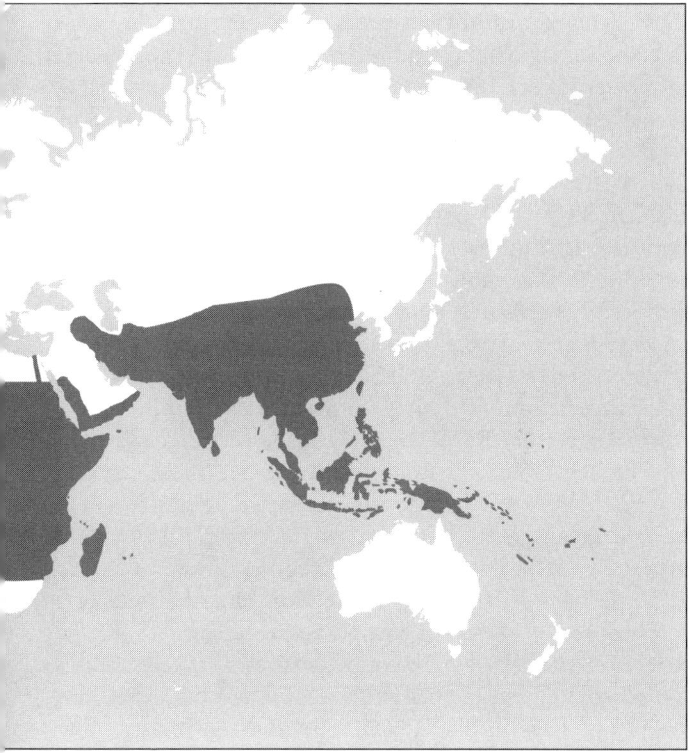

tenden Überschwemmung. Mittlerweile grast deshalb Vieh an diesem Ufer. Sein Dung sorgt neben dem in Assuan hergestellten Kunstdünger für die Fruchtbarkeit des Niltals, das die Nährstoffe für den Boden seit der Pharaonenzeit durch die periodischen Überschwemmungen erhielt. Das Blut der Tiere sorgt für die Fruchtbarkeit von Mücken und Viren. Sie gelangen mit dem Speichel der lästigen Insekten in den Körper der Weidetiere. Wenn diese Tiere als Schlachtvieh über den Nil und das Mittelmeer verschifft werden, geht auch der Krankheitserreger auf die Reise. Mehr Wasser und mehr Vieh bedeuten auch für die Viren mehr Lebensraum.

Der Erreger des Rifttalfiebers zeigt sich als ein etwa 100 Nanometer kleiner, umhüllter RNA-Virus, gegen den ein Impfserum schützen kann. Die Wissenschaft zählt das Rifttal-Virus zu der Familie der Arbo-Viren. Das sind etwa 600 Arten von Erregern, die allesamt Gliederfüßer wie Mücken oder Zecken zu ihren natürlichen Wirten auserkoren haben. Fast 150 Vertreter lösen beim Menschen Krankheiten aus. In Europa gehören das Tollwut-Virus und der Erreger der Frühsommer-Meningo-Enzephalitis (FSME), in Asien der Erreger der Japanischen Enzephalitis (Entzündung des Gehirns) zu der artenreichen Virusfamilie, die ihren Stammsitz in den Tropen und Subtropen hat.

In Deutschland holen sich die meisten der jährlich etwa 100 Infizierten ihre FSME beim Waldspaziergang. Der Alltagsname »zentraleuropäisches Zeckenfieber« verweist auf das Gebiet, in dem die Erkrankung vorkommt, sowie auf den natürlichen Wirt. Von Mai an wachen die Zwischenwirte des FSME-Erregers, die Zecken, aus ihrem Winterschlaf auf. Dann lassen sie sich von Bäumen und Sträuchern auf warmblütige Opfer fallen und verbeißen sich in ihnen. Mit ihrem Speichel – bei einem laienhaften Versuch, sie aus der Haut zu entfernen, auch mit ihrem Blut – befördern die Zecken das Virus in den neuen Wirt. Bei zwei Drittel der Gebissenen verläuft die Infektion harmlos. Die Epidemiologen rechnen bei jedem tausendsten Zeckenbiß mit einer schweren Hirnhautentzündung. Erste Symptome äußern sich als leichte, grippeähnliche Beschwerden. Sie stellen sich sechs bis 14 Tage nach dem Zeckenbiß ein. Wenn die Betroffenen nach Wochen unter Kopfschmerzen, hohem Fieber und Lähmungen leiden, hat das Virus einen Weg ins Gehirn gefunden. In Deutschland gehören vor allem Bayern und Baden-Württemberg sowie einige hessische Gebiete zum Ausbreitungsgebiet des Virus.

Verfolgt man die Wege von Viren zurück, führen viele Spuren nach Afrika. Von hier aus traten die Viren ihren Siegeszug durch die Welt an. Das gilt auch für die Arbo-

Viren. Nur von einem Vertreter der viralen Großgruppe nimmt man an, er habe seinen Ursprung auf dem amerikanischen Kontinent. Es handelt sich um den Erreger des Gelbfiebers. Manche Sozialhistoriker glauben, daß bereits die Mannschaften des Entdeckers Kolumbus bei der zweiten Fahrt nach Santo Domingo im Jahre 1493 dieser Tropenkrankheit zum Opfer fielen. Als historisch gesichert gilt allerdings erst die Epidemie von 1649, die sich von der mittelamerikanischen Halbinsel Yucatan bis nach Kanada zog. Den ersten bekannten Krankheitsverlauf schilderte damals Lopez de Cogolludo.

Plötzlich auftretendes Fieber schüttelt den ganzen Körper. Die Patienten klagen über Kopfweh, Gliederschmerzen und Übelkeit, die zu Erbrechen führt. Eine Woche später kommt es zu einem dramatischen Fieberanstieg. Die Leber schwillt an, die Haut verfärbt sich gelblich. Manche Patienten sterben, nachdem ihr Kreislauf zusammengebrochen ist und sie Blut gespuckt haben. Die Kariben kannten dieses Krankheitsbild als »Homanhatina«, die Azteken nannten es »Cocolitzle«. Über 250 Jahre führten weiße Mediziner der Alten und Neuen Welt die verworrendsten Gründe für Gelbfieber-Epidemien an. Obwohl die Höhepunkte der Hexenprozesse schon überschritten waren, glaubten etliche an das Werk übelwollender, zauberkundiger Frauen. Andere suchten die Krankheitsursache außerhalb einer geheimnisvollen, bösen Dämonenwelt. Giftige Ausdünstungen und klimatische Einflüsse wurden ebenfalls für das Auftreten der Infektion verantwortlich gemacht.

Unermeßliche Spekulationen gab es über diese mysteriöse Tropenkrankheit, bis im Jahre 1845 der Franzose Louis-Daniel Beauperthuy in Venezuela den Überträger des Gelbfiebers aufspürte: eine »Mücke mit weißgestreiften Beinen«, die Aedes-Mücke. Von ihr gibt es weltweit 800 verschiedene Arten. Durch ein mehr als heikles Experiment bewies Carlos Juan Finlay y de Barres 1882 in Havanna, daß Beauperthuy recht hatte. Der Forscher ließ 104 Freiwillige von Aedes-

Mücken stechen, welche sich vorher an Gelbfieberkranken gütlich getan hatten. Das Experiment gelang. Die Leute entwickelten die Krankheitszeichen, die der ehrgeizige Forscher als Beweis seiner These sehen wollte.

Den Erreger des Gelbfiebers konnten die Wissenschaftler als erstes der menschenschädigenden Viren filtrieren. Es ist das prominenteste der 600 Arten umfassenden Arbo-Großfamilie. Eine Gruppe von Militärärzten unter der Leitung von Walter Reed isolierte es im Jahre 1900. Dies bedeutete einen großen Schritt im wissenschaftlichen Kampf gegen einen winzigen, aber um so gefährlicheren Feind. Die Ärztegruppe erhielt den Auftrag, auf ihre Weise beim Bau des Panama-Kanals zu helfen. Die amerikanische Gelbfieberkommission begann deshalb unter Reeds Führung ab 1901 mit systematischen Untersuchungen in Kuba, die 1902 von Vorbeugungsmaßnahmen begleitet waren. Mücken und Larven wurden vernichtet, die Menschen schützten sich von nun an durch richtige Kleidung vor Insektenstichen. Dies führte auf der kubanischen Insel und in Panama fast zur Ausrottung des Überträgers. Es dauerte allerdings noch 30 Jahre, bis man das Virus auf Hühnerembryonen-Zellen kultivieren und damit schlagkräftigere Waffen entwickeln konnte.

Gelbfieber gehörte bis Anfang des 20. Jahrhunderts zu den gefährlichsten Seuchen. Heute werden Einzelfälle besonders aus Afrika und Südamerika gemeldet. Einen traurigen Höhepunkt der modernen Medizingeschichte bildete die Epidemie in Äthiopien, die von 1960 bis 1962 etwa 30 000 von schätzungsweise 100 000 Erkrankten das Leben kostete. 1993 erkrankten in Kenia 50 Personen, nachdem der Erreger das Land 40 Jahre lang in Ruhe gelassen hatte. Mehr als die Hälfte der infizierten Kenianer starb. Die WHO schätzt, daß noch heute jährlich 400 000 Menschen in Nigeria von dem Fieber befallen werden. Der Infektion erliegen dabei etwa 40 000 der Patienten. Das Deutsche Grüne Kreuz in Marburg gibt monatlich eine Aufstellung von Ländern bekannt, in denen Gelbfieber grassiert. Der gemeinnützige Verein für Schadensverhütung im Gesundheitswesen weist darauf hin, daß Reisende in Risikogebiete sich durch eine gut verträgliche Schutzimpfung gegen das hohe Fieber und Schäden an Leber, Niere und Herz wappnen können.

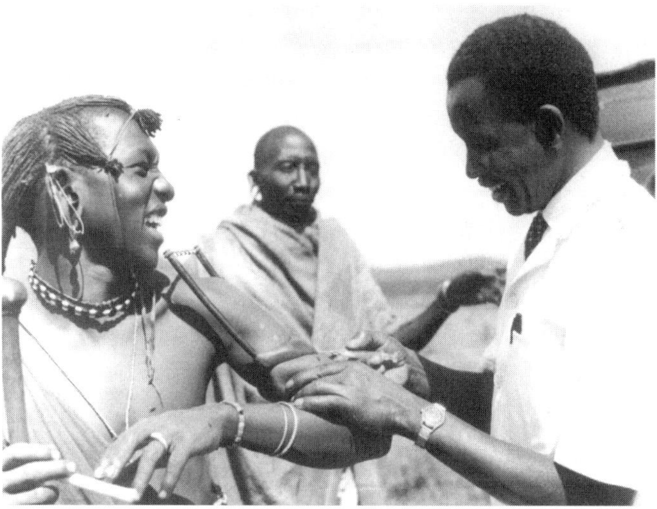

Tapfere Krieger? Schutzimpfung gegen Gelbfieber im Massai-Reservat, Südkenia 1964.

Zu Hause fühlt sich das tückische Virus in Affenpopulationen des sogenannten afrikanischen Gelbfiebergürtels vom 16. nördlichen bis zum 10. südlichen Breitengrad und in Südamerika zwischen dem 90. und 40. Längen- sowie vom 10. nördlichen bis zum 40. südlichen Breitengrad. Moskitostiche sorgen für die Verbreitung der fieberauslösenden Mikrobe. Doch nicht alle 800 Aedes-Arten übertragen den Gelbfieber-Erreger. Die Epidemiologen haben beobachtet, daß sich das Virus in Afrika in der letzten Zeit weiter ausgebreitet hat. Von seinem eigentlichen Lebensraum, dem tropischen Regenwald, folgt es mit seinem Überträger der Spur, welche die Menschen gezogen haben. Ursache sind die Umwandlungen des Regenwaldes in flußdurchzogene Savannen mit Galeriewald, der einen grünen Streifen rechts und links der Flüsse bildet. Die Moskitos nutzen in den Savannen zusätzlich die menschlichen Wasserreservoirs. Traditionell bewahren die Menschen Wasser dort in offenen Behältnissen auf. Von den Savannensiedlungen gelangt das Virus im menschlichen Blut in die Städte und Großstädte, wo ihm die dortigen Moskitos einen gigantischen Vorrat an Wirten besorgen.

In der Kette Moskito-Affe-Moskito des Regenwaldes wird das Säugetier gelegentlich durch den Menschen ersetzt. Ab und zu sorgt ein Affenbiß für die Invasion der Gelbfieber-Viren ins menschliche Gewebe. Neuere Forschungen haben darüber hinaus Zecken als Zwischenwirte dingfest gemacht, was das Wildreservoir des Virus noch größer erscheinen läßt als bisher angenommen. In Fachkreisen geht man davon aus, daß der Mensch diesem Arbo-Virus nicht so schnell beikommen wird.

Das Gelbfieber-Virus entstammt der Toga-Viren-Familie, einer Untergruppe der gefährlichen Arbo-Viren. Wie es der lateinische Name der Viren (toga heißt Mantel) impliziert, treten diese im Mantel auf. Darunter kommt eine kubische Form zum Vorschein, die eine einsträngige RNA enthält. Toga-Viren sind 40 bis 70 Nanometer klein. Das von ihnen ausgelöste Fieber wirkt nicht immer tödlich, geht aber mit Zerreißungsblutungen wie blutiges Erbrechen oder Darmbluten (deshalb hämorrhagisches Fieber) einher.

Die Toga-Viren tauchen an unterschiedlichen Orten auf. Im menschlichen Organismus verursachen sie eine oft quälende Krankheit, die in manchen Fällen von tödlichen Schockzuständen begleitet wird. Ein besonders übler Vertreter dieser Mikroben, der Erreger des Denguefiebers, ist im gesamten tropischen Gürtel der Erde und in weiten Gebieten der Subtropen heimisch. In seinem natürlichen Einzugsgebiet leben etwa zwei Milliarden Menschen. Nach den Schätzungen der WHO erkranken jährlich etwa 30 bis 40 Millionen Menschen am Denguefieber.

Während zwei Dengue-Typen relativ harmlos sind, verursacht deren aggressiver Bruder das zuweilen auch tödlich verlaufende Dengue-Schock-Syndrom, ein schweres hämorrhagisches Fieber. Die Virologen haben herausgefunden, wie das sogenannte Dengue 2 dies schafft. Es dringt in die Abwehrwaffen des Menschen ein und läßt sich von ihnen in seine Wirtszellen transportieren. Die Gedächtniszellen, die eigentlich dazu da sind, den Freßzellen den Eindringling mundgerecht zu präsentieren, damit jene ihn verschlingen, können ihre Aufgabe nicht mehr wahrnehmen. Statt dessen mißbraucht Dengue 2 sie als Lotsen, die es in die Organe tragen, wo es sein blutiges Werk verrichten kann.

Das berüchtigte tödliche Fieber tritt vor allem bei Kindern in Südostasien auf, wurde aber auch schon in mittel- und südamerikanischen Regionen festgestellt. Die Dengue-Erreger haben sogar die Passage Asien–Nordamerika bequem im Düsenjet hinter sich gebracht. Das vermuteten jedenfalls die Wissenschaftler, als sie den beißlustigen Tigermoskito, eine der zahlreichen Aedes-Arten, die in Asien heimisch ist, in den Vereinigten Staaten sichteten. In Deutschland zählt das Denguefieber nach der Hepatitis A zu den häufigsten aus den Tropen importierten Infektionen. Allein in den ersten drei Monaten des Jahres 1995 wurden im Hamburger Bernhard-Nocht-Tropeninstitut 54 Patienten mit Denguefieber behandelt. Anders als in der dritten Welt, wo die Hälfte der Erkrankungen tödlich verläuft, kann den Infizierten hier geholfen werden. Die Dengue-Infektion wird gelegentlich mit dem Chikungunya-Fieber verwechselt, das ähnliche Krankheitszeichen aufweist, aber durch den Vetter Chikungunya verursacht wird. Er hat seine Heimat in Afrika und Südostasien.

Immer öfter und weiter scheinen tropische Arbo-Viren ihre Aktivitäten auszuweiten. So weiß man, daß 2 500 amerikanische Soldaten in den fünfziger Jahren im Korea-Krieg zusätzlich mit einem Feind in ihrem Innern namens Hanta kämpfen mußten. Der ostasiatische Erreger ist mittlerweile in 23 Staaten aufgetaucht und hat mehr als 50 Menschen das Leben gekostet. Dessen enger Verwandter, das Seoul-Virus, wurde Anfang der achtziger Jahre aus nordamerikanischen Ratten isoliert, die in den Hinterhöfen von Baltimore, Houston, Philadelphia, San Francisco, New Orleans und New York ihr Leben fristeten. Im Mai 1993 starben zwölf Menschen im Südwesten der Vereinigten Staaten nach der Infektion. Wie das Virus aus Asien nach Nordamerika kam, ließ sich nicht mehr feststellen. Die Hypothese lautet weiterhin im Flugzeug, obwohl diese nach Langstreckenflügen sorgfältig desinfiziert werden. Das Virus lauert jedenfalls in Urin, Kot und Blut von Nagern. Hanta hat auch einen europäischen Vetter, Puumala mit Namen. Eine finnische Stadt, in deren Mauern das Virus auftauchte, stand hierfür Pate.

Die fieberauslösenden Neuentdeckungen der letzten Jahrzehnte sind wahrscheinlich so alt wie der Urwald. Erst soziale und technische Umwälzungen des Menschen haben sie aufgestöbert. Epidemiologen kamen einem der ersten Hinweise auf das veränderte Mensch-Virus-Verhältnis in Brasilien auf die Spur. Nach dem Bau der Urwaldautobahn zwischen Belem und Brasilia brach 1961 in der nordostbrasilianischen Hafenstadt eine grippeähnliche Epidemie aus. 11 000 Menschen hatten Fieber und litten an Kopfweh sowie Gliederschmerzen. Als Ursache stellte sich ein zuvor unbekanntes Virus heraus. Man gab ihm den Namen Oropouche. Erst nach mehr als 20 Jahren erkannten Epidemiologen die Gründe für das überraschende Auftreten des Virus. Seine Überträger, Moskitos, hatten neue Brutstätten in den weggeworfenen Fruchtschalen von Kakaobohnen, die sich nach Regenfällen mit Wasser gefüllt hatten, gefunden. Denn am gerodeten Rande der neuen Straße hatte man zahlreiche Kakaopflanzungen angebaut. Das Virus wanderte auf diese Weise nicht nur Richtung Brasilia, sondern es fand auch den

Weg durch das amazonische Flußsystem bis nach Peru. Dort tauchte das Oropouche-Fieber jedoch erst 1993 auf. Diesem Beispiel einer durch menschliches Tun hervorgerufenen Veränderung in der Welt der Mücken – damit auch der Viren – fügen sich weitere hinzu.

In Argentinien provozierten neue Anbaumethoden und Erntemaschinen 1953 eine neue Krankheit. Nach nordamerikanischem Vorbild legte man riesige Maispflanzungen an und besprühte diese mit gewaltigen Mengen von Unkrautvernichtungsmittel. In den Maisfeldern wuchs daraufhin die Population der Calomys-Maus. Wie man feststellte, zerstückelten die Maschinen diese im Erntefeld nistenden Mäuse. Die mit Mäuseblut gesättigten Staubwolken atmeten dann die Bauern ein. In dem Blut befand sich aber das Junin-Virus. Den Feldnagern tut das Virus nichts, für den Menschen dagegen liegt die Todesrate bei 20 Prozent. Rund um Buenos Aires erkranken inzwischen jährlich einige hundert Menschen an dem hämorrhagischen Fieber.

Australische Mediziner beobachten seit Beginn der achtziger Jahre eine starke Zunahme der epidemischen Gelenkentzündungen (Polyarthritis). In den letzten fünf Jahren stiegen die Erkrankungszahlen um das Fünffache. Für diese Infektion ist das Ross-Fluß-Virus verantwortlich, das ebenfalls zur Arbo-Großfamilie gehört. Das Virus wird durch Stechmücken übertragen. Epidemiologen machen klimatische Faktoren für die Zunahme der Erkrankung verantwortlich. In Austrialien ist der Meeresspiegel in den letzten Jahren um wenige Zentimeter angestiegen, und dadurch haben die Brackwasserzonen in den Küstengebieten zugenommen. Sie sind die Hauptbrutplätze für die Überträger der Viren. Gleichzeitig hat sich das Freizeitverhalten der Australier verändert. Man verbringt mehr Zeit im Freien am Meer, setzt sich also öfter der Gefahr von Mückenstichen aus.

Doch der Mensch beeinträchtigt nicht nur den Lebensraum der Arbo-Viren, die dann deshalb plötzlich an neuen Orten auftauchen und Schaden anrichten. In der Nähe von

Brisbane in Australien tauchte ein neues Morbilli-Virus (Masern-Virus) aus dem Nichts auf und wütete derart aggressiv in einem Pferdestall, daß Blutlachen einen Teil des Grundstückes und der Straße bedeckten. Bis auf sieben Tiere verendeten alle Pferde an einem schweren hämorrhagischen Fieber. Die sieben Überlebenden wurden auf Anordnung der Behörden später getötet. Der bis dahin unbekannte Vetter der menschlichen Masern-Viren griff auch auf den Stallknecht und den Rennstallbesitzer über. Während der Angestellte den viralen Anschlag überstand, verlor der Besitzer sein Leben. Sein Rachen färbte sich zunächst genauso rot wie der Schlund der kranken Pferde, er hatte Blutergüsse, und bald wurden die Beine schwarz. Dann bekam er kaum noch Luft. Derweil spuckten die Pferde blutigen Schaum, ihr Kiefer brach, die Beine knickten weg, und sie wurden wild, bevor sie blutend und qualvoll verendeten. Der Pferdebesitzer lag mit 40 Grad Fieber im Koma, während die Ärzte immer noch angestrengt nach möglichen Ursachen fahndeten. Auf dem Totenschein stand kurze Zeit später »Herzversagen«. Aus seinen Nieren isolierten Forscher dieses neue Morbilli-Virus.

Daß Morbilli-Viren in der Tierwelt verheerende Auswirkungen haben können, war schon vor diesem Zwischenfall bekannt. Am sibirischen Baikalsee starben 1987 70 Prozent der Robben. Einige Jahre später spülte die Nordsee 17000 tote Seehunde an Land, und im Mittelmeer verendeten 6 000 Delphine. Auch hier fanden die Forscher im Blut der Tiere eine neue Form von Morbilli-Viren. Wissenschaftler vermuteten, daß sie sich deshalb vermehren konnten, weil vom Menschen ins Meer geleitete Umweltgifte wie PCB und andere chlorierte Kohlenwasserstoffe die körpereigene Abwehr der Tiere geschädigt hatten.

Nicht bei allen neuen Virusausbrüchen können sich die Experten die Ursachen im nachhinein erklären. Warum 1969, zwei Jahre nachdem das Marburg-Virus aus dem Dunkel des Regenwaldes aufgetaucht war, das Lassa-Virus Westafrika heimsuchte, weiß man bis heute nicht. Ihm fielen in afrikanischen Hospitälern 70 Prozent der Erkrankten zum Opfer. Die WHO schätzt, daß in Afrika jährlich 10000 Menschen mit Lassa-Fieber infiziert werden. Warum das von Nagetieren übertragene Machupo-Virus im Norden Boliviens 1962 erstmals erschien, ist ebenfalls noch nicht bekannt. 1994 forderte es dort sechs Menschenleben, alle starben in einer Blutlache. Das 1990 in Brasilien entdeckte Sabia-Virus hat seinen natürlichen Wirt in Nagern. Warum es jetzt plötzlich auf Menschen losgeht, bleibt ebenso rätselhaft.

8. Buschkrieg: Marburg und Ebola

Der Horror kehrte unbemerkt in die hessische Universitätsstadt ein: Als sich ein Laborant bei den Behringwerken in Marburg am 8. August 1967 krank meldete, dachte niemand etwas Arges. Der Mann klagte über Kopfschmerzen, trockenen Mund und brennende Augen. Ein grippaler Infekt im Sommer kann schließlich vorkommen, wenn das Immunsystem aus dem Gleichgewicht geraten ist. Zwei Wochen später lag der Patient jedoch im Todeskampf.

Die Ärzte begannen, das Unheil zu ahnen, als der Körper des Laboranten sich mit Ausschlag überzog und er Durchfall bekam. Dann stieg das Fieber und der Patient begann, aus Nase und Injektionsstellen zu bluten. Er wurde unruhig und redete wirr. Der Verdacht auf eine schwere, von Mikroben verursachte Infektion verdichtete sich. Handelte es sich um die durch Bakterien ausgelöste Leptospirenerkrankung? Oder war es ein hämorrhagisches Fieber, wie es bei Gelbfieber auftreten kann? Im Hygiene-Institut der Universität Marburg begann ein verzweifeltes Forschen nach möglichen Erregern.

Während der Mann starb, kämpften zehn weitere Personen, alles Angestellte der Behringwerke, auf der Isolierstation der Universitätsklinik um ihr Leben. Sie waren von

Beruf Affenpfleger, Laboranten und Tierärzte. Schnell stellte sich heraus, daß sie alle Kontakt mit Grünen Meerkatzen gehabt hatten, zumindest mit deren Blut und Zellen. Ihr Arbeitgeber produzierte als einer der weltweit größten Hersteller Impfstoffe gegen Kinderlähmung und Masern. Die Seren wurden aus Nierenkulturen der Grünen Meerkatze, die man regelmäßig aus dem Regenwald von Uganda bezog, gewonnen. Bei den Affen mußte also die Suche nach dem Erreger beginnen. Kurz nach Einlieferung der Behring-Patienten meldeten das Paul-Ehrlich-Institut in Langen und das Belgrader Institut für Gesundheitsschutz Krankheitsfälle mit ähnlichen Symptomen: Ausschläge, Schwellungen, gefolgt von Blutungen an inneren Organen, Haut und Schleimhäuten. Bei einem Patienten standen Blutströpfchen auf den Brustwarzen. Manche bekamen eine Glatze, als wären sie radioaktiv bestrahlt worden. Die Hoden der Männer waren aufgedunsen.

Jetzt brauchten die Ärzte und Forscher keinen Gedanken mehr an die Herkunft des Erregers zu verschwenden. Auch die Erkrankten in Langen und Belgrad hatten mit Grünen Meerkatzen aus einer ugandischen Lieferung Kontakt gehabt. Die Marburger Forscher arbeiteten auf Hochtouren. Der Anfangsverdacht konzentrierte sich auf eine Leptospirenerkrankung. Auch die sogenannte Schweinehüterkrankheit war bei Menschen, die mit warmblütigen Tieren in Berührung gekommen waren, denkbar. Die winzigen, schraubenförmigen Bakterien hausen vor allem in den Nieren der Tiere und werden durch Urin ausgeschieden. Die sehr große Menge an Antikörpern im Blut des ersten Patienten sprach für diese Annahme. Die Wissenschaftler spritzten deshalb Patientenblut in die Bauchhöhle von Meerschweinchen. So sollte festgestellt werden, ob der Erreger der Schweinehüterkrankheit dort weiter wüten würde. Statt der Krankheitszeichen zeigten jedoch die Versuchstiere lediglich erhöhte Temperatur. Das gleiche Ergebnis brachte die Übertragung des infizierten Tierblutes auf gesunde Tiere. Der

Verdacht auf die Leptospirenkrankheit hatte sich zwar nicht erhärtet, aber es war ein Wirt gefunden, mit dessen Blut und Organen die Wissenschaft den Killer weiter verfolgen konnten. Drei Monate nach der Infektion des Behring-Laboranten isolierte das Marburger Institut für Virologie den tödlichen Keim. Ein neuer, bis dahin unbekannter Erreger war entdeckt. Der gefährliche Keim, der später offiziell die Bezeichnung Marburg-Virus erhielt, hatte sich im Verlauf der ständigen Übertragungen in seinem neuen Wirt so verändert, daß er nun auch die Meerschweinchen tötete.

Am Bernhard-Nocht-Tropeninstitut in Hamburg gelang es im November desselben Jahres, ein Foto des Killers unter dem Elektronenmikroskop zu machen. Das Bild offenbarte ein Gewirr aus zu Kringeln und Haken gewundenen Fäden. Wegen dieser länglichen Struktur bezeichneten die Virologen es als Faden-Virus (Filo-Virus). Zunächst glaubten die Experten noch an eine Verwandtschaft mit den Erregern von Masern, Mumps und Tollwut. Erst später stellten umfangreiche Untersuchungen fest, daß es eine eigenständige Gattung bildet, die noch tödlichere Verwandte im dichten afrikanischen Urwald unweit von Uganda besitzt.

Unterdessen gelang es den Ärzten in Marburg, Frankfurt und Belgrad, die Seuche zum Stillstand zu bringen. Trotz aller Vorsichtsmaßnahmen hatten sich zwei Ärzte, eine Krankenschwester, eine Pathologie-Assistentin und zwei Ehefrauen von dortigen Angestellten angesteckt. Das löste höchste Alarmstufe aus: Das unbekannte Virus konnte also von Mensch zu Mensch übertragen werden. Die Familien der Pfleger wurden unter Quarantäne gestellt, 600 Affen mit Blausäure vergiftet. Bilanz des viralen Überraschungsangriffs in Europa: Sieben der 32 Infizierten starben. Aufwendige Intensivmedizin und ein gutes körpereigenes Abwehrsystem hatten 25 Patienten das Leben gerettet; während ihrer Genesung schälte sich die Haut an Händen, Füßen und an den Geschlechtsorganen. Bei den anderen konnten die Ärzte letztlich nur noch die Schmerzen im blutigen Todeskampf lindern.

Daß Tierhandel und Forschungslabors der Verbreitung einer Seuche dienen konnten, bildete eine neue Erfahrung. Wissenschaft und Politik lernten rasch aus dem Kontakt mit einem bis dahin unbekannten Virus. Die internationalen Richtlinien über Transport und Quarantäne von Versuchstieren wurden somit verschärft. Auch die Sicherheitsvorkehrungen für den Umgang mit Zellkulturen aus tierischen Organen und Lebendimpfstoffen handhabte man erheblich strenger. Solche tödlichen Unfälle sollte es nicht noch einmal geben. Nachdem diese neuen Vorkehrungen gegen ein unbemerktes Einschleppen von Mikroben aus dem Regenwald getroffen waren, ging man wieder zur Tagesordnung über. Im nachhinein muß es geradezu als Wunder erscheinen, daß der Zufall von Marburg sich nicht schon früher und vor allem auch öfter ereignet hat. Damals exportierte Uganda jährlich etwa 15 000 Affen für Forschungszwecke in alle Welt.

Zwei Jahre nach dem Marburg-Zwischenfall trat ein anderes neues Virus auf. Es erhielt seinen Namen nach dem Ort, wo es zuerst tätig wurde, Lassa in Nordnigeria. Der blutrünstige Vetter des Marburg-Virus schlug dann sieben Jahr später zu. Damals, im Sommer 1976, erreichte das Bernhard-Nocht-Institut in Hamburg der Hilferuf eines Missionars aus dem Süden des Sudan. Die Leute in der Kleinstadt Maridi stürben in großer Zahl an Salmonellen. Der Pater schilderte auch die Krankheitszeichen: hohes Fieber, Kopf-, Hals- und Rückenschmerzen, wenige Tage später heftige Bauchkrämpfe, Schwellungen im Gesicht, Hautablösungen, blutige Geschwüre an Augen und Nase.

Der Hamburger Tropenmediziner Jürgen Knobloch nahm sich des Falles an. Er wußte nicht, um welche Krankheit es sich handelte. Doch eines war klar: Salmonellen konnten es nicht sein. Seine wissenschaftliche Neugier war geweckt. Drei Monate verbrachte Knobloch im Seuchengebiet an der sudanesischen Grenze zu Zaire und Uganda. Der sudanesische Gesundheitsminister hatte ihm ein Team zusammengestellt, das alle Maßnahmen mit militärischer Gewalt durchsetzen sollte.

Was der Tropenmediziner vorfand, erwies sich als beängstigend. Im Krankenhaus von Maridi hatte sich die Seuche schnell ausgebreitet, nachdem man einige Fieberkranke aus dem 80 Kilometer entfernten Nzara aufgenommen hatte. Die Konzentration der Kranken, mangelnde Hygiene, vor allem aber mehrfach wiederverwendete, nicht sterilisierte Spritzen hatten für eine rasche Verbreitung des tödlichen Keims gesorgt. Knobloch war sich sicher, es mit dem 1969 entdeckten Lassa, dem Erreger des hämorrhagischen Fiebers, zu tun zu haben. Es spielt keine Rolle, daß er sich irrte. Gegen den wirklichen Erreger hätte er genausowenig tun können wie gegen das vermeintliche Lassa-Virus.

Die afrikanischen Erreger des hämorrhagischen Fiebers verwüsten allesamt bei dürftiger medizinischer Versorgung die Körper ihrer Opfer und bereiten ihnen einen grauenhaften Tod. Überfallartig greifen die Viren fast sämtliche Körperzellen zugleich an und vermehren sich dort in rasendem Tempo. Das Blut verklumpt und kann die Organe nicht mehr versorgen. Gerinnsel bleiben an den Gefäßwänden hängen. Die Adern lecken, und das Herz pumpt das Blut in den Brustraum, bis der Herzmuskel aufweicht. Auf der oberen Hautschicht bilden sich rote Flecken, die Haut reißt und wird schwammig, während die unteren Hautschichten sich zu Brei verflüssigen. Die Leber schwillt an und löst sich auf. Die Nieren stellen ihre Entgiftungsarbeit ein und sterben ebenfalls ab. Zunge und Rachen schälen sich. Aus den Augen fließen blutgetränkte Tränen und die Infizierten erbrechen Blut und Galle. Abgestorbene Blutzellen verstopfen das Gehirn. Krämpfe und Zuckungen durchfahren den gemarterten Körper. Rund acht Tage nach Ausbruch der ersten Symptome stirbt dann der Patient.

Knobloch und sein Team taten, was sie konnten, um die Seuche einzudämmen. Soldaten durchkämmten den Dschungel nach Fiebernden, denen die Eingeborenen weitab vom

Dorf eine Hütte zu bauen und eine Greisin als Pflegerin zur Seite zu stellen pflegten, wie die sudanesische Sitte es verlangte. Die Soldaten brachten alle Fieberpatienten in ein nach Geschlechtern getrenntes, stacheldrahtumzäuntes Lager. Auch das Krankenhaus von Maridi wurde komplett von Fiebernden geräumt. Es blieb allein Patienten mit chirurgischen Eingriffen vorbehalten. Die Leichen begrub man weitab. Örtliche Begräbnisrituale, in denen die Einheimischen durch Berühren des Toten Abschied nahmen, unterbanden die Soldaten mit Waffengewalt.

Handschuhe und Mundschutz sollten die Erreger von Arzt und eilends angelernten Pflegern fernhalten. Nur für die Leichenöffnungen (Autopsie) setzte sich Knobloch eine Maske auf. Der Hamburger Tropenarzt behandelte seine blutspuckenden Patienten mit einem Serum, das er aus dem Blut von Genesenden (Rekonvaleszenten) gewann. Denn sie mußten Antikörper gegen den grauenvollen Zellparasiten gebildet haben. Tatsächlich enthielt der frisch gewonnene Impfstoff die Spezialwaffe gegen das Virus und konnte Leben retten. 124 Patienten starben, d.h. 52 Prozent aller Befallenen. Die Quote war, wie sich später herausstellte, angesichts der Todeszahlen andernorts noch niedrig. Verdankte man dies der kompetenten medizinischen Versorgung und den schlagartig verbesserten hygienischen Verhältnissen in Maridi? Oder wütete im benachbarten Zaire eine etwas weniger tödliche Art? Wissenschaftlern zufolge gab es jedenfalls zwei unterschiedliche Erreger.

700 Kilometer südlich, wo die Seuche mit einer Verzögerung von zwei Monaten ausbrach, lag die Todesrate bei mehr als 90 Prozent. Dafür war die menschliche Antwort auf den Feind ungleich stärker. Über die 60000 Einwohner große Stadt Yambuku verhängte der zairische Gesundheitsminister eine Quarantäne. Ein Team von Epidemiologen schwärmte aus und sammelte Blut- und Gewebeproben. Diese gingen an die großen Forschungslabors der Welt. Aus Johannesburg kam die eilends alarmierte Virologin Margaretha Isaacson zu

Hilfe. Die Südafrikanerin hatte ein Jahr zuvor aus dem Blut zweier vom Marburg-Virus genesenden Touristen Antikörper gewonnen. Mit dem Blutplasma versuchte die Ärztin, eine Missionsschwester zu retten, die streng isoliert in einem Hospital von Kinshasa lag; es mißlang jedoch. Die Spezialwaffen des menschlichen Blutes gegen Marburg konnten diesen Erreger nicht attackieren. Offenbar wies der Erreger aus Yambuku andere Oberflächenmerkmale auf als das Marburg-Virus. Handelte es sich etwa um ein anderes Virus? Oder hatte Marburg sich nur durch eine winzige Genverschiebung getarnt? Vorläufig nannte man den Erreger Super-Marburg.

Experten des Seuchenzentrums CDC aus Atlanta kamen nach Kinshasa und übernahmen das Seuchenkommando. Die Quarantäne wurde auf die gesamte Zone im Nordwesten Zaires ausgedehnt. 270 000 Bewohner des Bumbagebietes waren davon betroffen. Man stellte die Schiffahrt auf dem Kongo ein, sämtliche Flugplätze und Pisten der Region wurden gesperrt. In den Krankenhäusern der Region war das Grauen eingekehrt. Föten bluteten im Mutterleib aus, und die sterbenden Frauen gebaren einen aufgelösten blutigen, virusdurchsetzten Schleim. Aus allen Öffnungen der Patienten trat Blut aus. Bevor sie ihre letzten Atemzüge taten, verteilten die Opfer durch Krämpfe und Zuckungen Blutspritzer in die Umgebung. Nach dem Tod verfiel der Leichnam äußerst schnell und verflüssigte sich sogar.

Am 18. Oktober 1976 begann das CDC die aufwendigste Seuchen-Expedition, die die Welt bis dahin gesehen hatte. Als die internationale Virologen-Elite in Kinshasa einflog, hatte sie eine gigantische Ausrüstung im Schlepptau. Mit dabei war eine Apollo-Kapsel. Sie sollte den Hochsicherheitstrakt für die Untersuchungen des Virus bilden. Denn noch wußten die Experten nicht, ob sich der tödliche Keim nicht vielleicht in der Luft verbreiten konnte. Von ihrem eilends eingerichteten Hauptquartier in Kinshasa machten sich die Experten in Sicherheits-Raumanzügen in das Epidemiegebiet auf, das mittlerweile 44 Dörfer im Umkreis von Yambuku umfaßte. Die Forscher fanden überall ein ähnliches Bild. Die Dorfbewohner hatten bereits das Notwendige getan, um die Seuche einzudämmen. Rund um die Uhr wurden die Dorfeingänge bewacht und niemand hereingelassen. Ihre Toten begruben sie weit außerhalb der Siedlungen. Man mied Kontakt mit Infizierten. Die Einheimischen waren besonnen mit der Situation umgegangen, denn für sie bedeuteten eine Erkrankung wie diese und der Tod nichts Unbekanntes. Mehr als die Epidemie schienen sie die Raumanzüge der Fremden zu irritieren.

Am 28. Oktober flogen die Wissenschaftler mit unzähligen Blut- und Gewebeproben nach Kinshasa zurück. Sie hatten 34 000 Familien in mehr als 500 Dörfern aufgesucht. Von den 358 Kranken waren 325 dem rätselhaften Super-Marburg zum Opfer gefallen. Neun Jahre nach dem Menetekel von Marburg hatte der unberechenbare Vetter im Sudan und in Zaire eine Todesfallrate von 70 Prozent erzeugt, mit der sich damals, als man Aids noch nicht kannte, nur noch das Tollwut-Virus messen konnte. Tollwut-Erkrankungen bleiben jedoch Einzelfälle. Das neue Virus vermehrte sich im Gegensatz dazu explosionsartig. Die Forscher gaben ihm den Namen Ebola nach dem lehmgelben Zufluß des Kongo, wo die Seuche erstmals aufgetreten war. Seitdem steht der Name des Flusses für das bislang aggressivste Virus.

Zuerst sorgten verunreinigte Spritzen, dann Hautkontakt und Geschlechtsverkehr für seine rasche Verbreitung. Die Körperflüssigkeiten – Blut, Speichel, Urin, Kot und Sperma – reichten das Virus von einem zum anderen weiter. Glücklicherweise hat Ebola jedoch nur eine Inkubationszeit von einer, höchstens aber drei Wochen. Der Zeitraum, in dem der tödliche Keim unbemerkt weitergetragen werden kann, ist also relativ kurz. Isolation der Erkrankten, Schutzmaterial wie Kittel, Masken und Handschuhe für das medizinische Personal sowie penible Desinfektion aller Gegenstände, mit denen Erkrankte in Berührung kommen, dämmen die

Seuche ein. Den Patienten kann nur eine intensivmedizinische Behandlung der generalisierten Blutgerinnungsstörung helfen. Sonst bluten die Opfer aus.

Als die Virologen 1976 nach Hause flogen, hatten sie Plasma mit Antikörpern von Genesenden dabei. Das Material sollte in Amerika, Belgien, Deutschland, England, Frankreich und Südafrika der Forschung dienen und eine Gegenwehr für den Fall eines erneuten Ausbruchs einleiten. In Hochsicherheitstrakten holte man den zerstörerischen Erreger unter das Elektronenmikroskop. Es ist ein knapp ein Tausendstel Millimeter langes Faden-Virus, oft zu einem U oder einer Sechs geschlungen. Seine extreme Gefährlichkeit erhält Ebola durch die Fähigkeit, sich sehr schnell in allen Organen und Gewebetypen zu vermehren. Lediglich die Zellen der Skelettmuskulatur und der Knochen kann es nicht überfallen. In der akuten Phase der Erkrankung enthält ein einzelner Blutstropfen bis zu 100 Millionen infektiöser Viren. Bei solcher massenhaften Vermehrung der Erbsubstanz – sie besteht aus RNA – kommt es leicht zu Fehlern. Deswegen gibt es mehrere Varianten, die sich genetisch voneinander unterscheiden. Im Sudan, stellten die Forscher fest, hatte ein anderes Virus als in Zaire gewütet. Die Erreger erhielten die Namen Ebola-Sudan und Ebola-Zaire.

Ebola war 1976 nur einem kleinen Teil der Weltbevölkerung bekannt. Das Interesse von Presse und Öffentlichkeit änderte sich auch im Jahre 1977, während des Bürgerkrieges 1979 und 1983 nicht, als das Virus abermals im Südsudan etliche Menschen das Leben kostete. Selbst als sich 1989 herausstellte, daß Ebola auch eine Zeitlang in einer Kleinstadt nahe der amerikanischen Hauptstadt weilte, nahm die Öffentlichkeit noch kaum Notiz von diesem grausamen Killer. Erst als ein Journalist das amerikanische Intermezzo des Killervirus publikumsgerecht aufarbeitete, erwachte das allgemeine Interesse schlagartig.

In Reston bei Washington war in einer Tierquarantäne-Station eine Epidemie unter importierten langschwänzigen

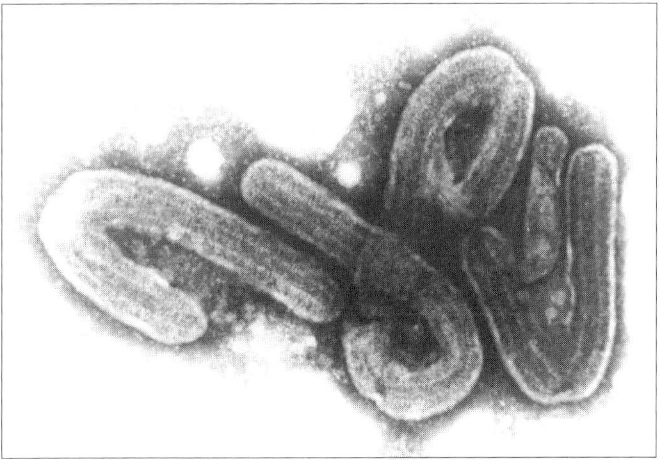

Killer aus Zaire: das Ebola-Virus unter dem Elektronenmikroskop.

Affen, Makaken, ausgebrochen. Die Symptome kannte man aus Afrika. Den Verdacht auf einen hämorrhagisches Fieber auslösenden Erreger konnte man nicht von der Hand weisen. An Ebola dachten die eilends herbeigerufenen Wissenschaftler der militärischen Forschungsanstalt in Fort Detrick, Maryland, jedoch zunächst nicht. Denn die Versuchstiere kamen von den Philippinen. Die Wissenschaftler waren froh um die scharfen amerikanischen Quarantänebestimmungen für importierte Versuchstiere, denn die Amerikaner haben noch strengere Richtlinien als die nach dem Marburg-Vorfall verschärften internationalen Vorschriftsmaßnahmen. Unvorstellbare Ausmaße hätte die Seuche angenommen, wenn die Makaken schon als Versuchstiere über die verschiedenen Labors des ganzen Landes verstreut gewesen wären.

Der Affenkiller entpuppte sich bald als ein dritter Vertreter der Ebola-Gruppe. Eine Probe hatte auf die Antikörper im Mayinga-Stamm reagiert. Dieser aggressivste Ableger der Ebola-Zaire-Viren war aus dem Gewebe der infizierten Krankenschwester gewonnen, die 1976 trotz der Behandlung mit Marburg-Antikörpern gestorben war. Das Militär informierte das Seucheninstitut CDC und behandelte dann die Tierstation wie einen Hochsicherheitstrakt (Hot Zone).

In hermetisch abgeschlossenen Schutzanzügen betraten die militärischen Wissenschaftler den Ort, an dem Tierpfleger gerade noch ihren Dienst verrichtet hatten. Sofort wurden alle Affen, 450 an der Zahl, unter strengen Sicherheitsvorkehrungen getötet. Man nahm ihnen insgesamt 3 500 Blut-, Leber- und Milzproben ab. Anschließend verbrannte man die Kadaver ebenfalls unter hohen Sicherheitsvorkehrungen. Der Virologe Eugene Johnson, der ein Jahr zuvor in Afrika erfolglos das Marburg-Virus gejagt hatte, war an der Maßnahme beteiligt. Seine Expeditions-Ausrüstung, mit der er in Kenia den Marburg-Killer gesucht hatte, leistete jetzt gute Dienste. Das Militär ließ das Gebäude luftdicht abschließen und räucherte es mit Desinfektionsmitteln aus. Der Tod einer Probe besonders widerstandsfähiger Bakterien zeigte den Experten an, daß sämtliches Leben in dem Gebäude ausgelöscht war.

Erst später stellte sich heraus, daß das Ebola-Virus aus Reston (Ebola-Reston) dem Menschen nicht gefährlich wurde. Einige Tierpfleger hatten das Virus im Blut, glücklicherweise jedoch ohne Symptome zu zeigen. Eine Beobachtung beunruhigte die Forscher aber zutiefst. Nur einer der Pfleger hatte direkten Kontakt mit infiziertem Affenblut gehabt. Die anderen hatten weder Makakenblut berührt, noch wiesen sie Hautverletzungen auf. Auch die Art der Ansteckung der allein in Käfigen und in verschiedenen Räumen gehaltenen Versuchstiere ließ nur eine Schlußfolgerung zu: Dieser Ebola-Erreger wird über Tröpfchen in der Luft weitergereicht.

Was sich unter den Augen einer beiläufig informierten Öffentlichkeit abspielte, war für den Wissenschaftsjournalisten

Robert Preston eine »Story«. So recherchierte er und schrieb einen Artikel für eine amerikanische Zeitschrift. Das Echo fiel überwältigend aus. Stand Amerika, ohne es zu wissen, am Rande einer Katastrophe? Gab es eine Rache aus der Mikrobenwelt, die sich gegen menschliche Übergriffe zur Wehr setzte? Die Mischung aus Information und angstvollen Spekulationen rief Hollywood auf den Plan. Sie kauften die Rechte für den Film, noch ehe der Journalist das beabsichtigte Buch geschrieben hatte und zu weiteren Recherchen in den afrikanischen Regenwald aufgebrochen war.

Aus der Verfilmung wurde nichts, weil Star-Schauspieler und Regisseur sich nicht über Rollenverteilung und Botschaft des Films einig werden konnten. Ein anderer Regisseur sprang ein. Wolfgang Petersen drehte schließlich statt der wahren Geschichte einen fiktiven Film über einen tödlichen Virenausbruch in den Vereinigten Staaten. Ebola avancierte, nachdem es die Bestsellerliste in Amerika erobert hatte, auch noch zum Kinostar. So kam es, daß die Welt im Frühjahr 1995 gebannt auf den erneuten Ausbruch der unheimlichen Seuche in Zaire blickte.

Fast 20 Jahre nach seiner Entdeckung war der Killer genauso überraschend wieder aufgetaucht, wie er sich vorher zurückgezogen hatte. Wieder hinterließ das Virus in Zaire eine tödliche Spur. Diesmal rückte die internationale Virologenelite allerdings nicht wie 1976 mit einer Raumkapsel im Krisengebiet an. Mittlerweile wußten die Wissenschaftler, daß Handschuhe, Kittel, Maske und Schutzbrille reichten. Forschungen hatten zudem ergeben, daß die Filo-Viren nicht auf Afrika beschränkt und nicht zwangsläufig für den Menschen gefährlich waren. Ebola-Reston jedenfalls kommt in philippinischen Affenpopulationen häufiger vor.

Einfache Labor-Isolatoren und eine Art aufblasbarer Plastiksäcke, in denen man durch Schächte mit Handschuhen arbeiten kann, dienten als Dschungel-Labor. Doch so gut vorbereitet die Wissenschaft für das Virus war, so wenig ließ sich Afrika generalstabsmäßig mit Erster-Welt-Seuchenhygiene behandeln. Sobald Mitarbeiter des CDC das Virus aus der südwestzairischen Provinzstadt Kikwit identifiziert hatten, wurde die eine halbe Million Einwohner zählende Stadt militärisch abgeriegelt. Zwar trug das Pflegepersonal diesmal einfache Schutzanzüge, Schweißerbrillen und Handschuhe. Aber den Abschirmdienst versahen Soldaten, die einen Hungerlohn dafür bekamen und sich deshalb empfänglich für jedes Zubrot zeigten. Die Soldaten ließen somit Personen, die sie dafür bezahlten, durch die Absperrungen. Sogar zwei infizierte Krankenhausinsassen konnten auf diese Weise fliehen. So schlug das Killervirus wenig später auch in den Krankenhäusern der nahegelegenen Städte Yassa Bonga und Mosango zu. Die diktatorischen Machthaber reagierten, nachdem einige Zeitungen diesen Mißstand angeprangert hatten, entsprechend. Der Gouverneur hob den Soldatensold an und sandte die als unbestechlich geltenden Eliteeinheiten nach Kikwit. Doch die Unsicherheit blieb: Wann würde Ebola die Hauptstadt Kinshasa erreichen und von dort mit einem Jet in den Rest der Welt getragen werden? Die Menschen in den Industrienationen erlebten die lokal begrenzte Katastrophe in den Fernsehsesseln »hautnah« mit. Immer lauter wurden die Befürchtungen, der Killer könnte schnell auf dic anderen Kontinente übergreifen.

Wenn das Killervirus die ihm ängstlich zugeschriebene Verbreitungskraft gehabt hätte, wäre es jedoch längst über Italien nach Europa gewandert. Zu den ersten Ebola-Toten gehörten 1995 vier italienische Pflegerinnen vom Orden der Kleinen Armen Schwestern von Bergamo. Noch vor dem Großalarm waren deren Angehörige zur Beerdigung gereist und anschließend heimgefahren. Sie kamen gesund in Italien an, der gefürchtete Killer erreichte den europäischen Kontinent nicht. Er zog sich in seinen immer noch unbekannten Schlupfwinkel zurück, nicht ohne vorher kräftig ins soziale Leben zuungunsten der Armen eingegriffen zu haben.

Ebola-Sudan und Ebola-Zaire verbreiteten sich nicht wie das Grippe-Virus durch Tröpfcheninfektion, sondern durch das Blut, das den Erkrankten aus den lecken Adern fließt. In Afrika sind Antikörper gegen Ebola und Marburg weit verbreitet, allerdings offenbar nicht bei den Massai im Umkreis des Elgon-Berges, wo man die Herkunft des Marburg-Virus vermutet. Andernorts, wo das entsetzliche hämorrhagische Fieber nicht aufgetaucht war, stießen die Wissenschaftler aber auf Zeugen des erfolgreichen Abwehrkampfes im Blut von Afrikanern. Amerikanische Epidemiologen fanden bei 18 Prozent der im Tropenwald lebenden Menschen Ebola-Antikörper und bei mehr als einem Prozent Antikörper gegen dessen Vetter Marburg. Besonders infiziert zeigten sich Sammler und Jäger der Aka-Pygmäen in Zentralafrika nördlich von Zaire. Dort zeigte sich Ebola im Blut von 35 Prozent der Männer. Die Männer von Landwirtschaft betreibenden Stämmen wiesen dagegen nur in 13 Prozent der Fälle solche Abwehrstoffe auf. Das läßt die Spekulation aufkommen, es gebe auch in Afrika harmlose Vettern von Ebola. Auf jeden Fall liegt die Vermutung nahe, daß die Ebola-Varianten bis 1976 friedlich blieben und daß nur einige der Erreger ihre grauenhafte Wirkung beim Menschen entfalten. Woher sie kommen und von wem sie übertragen werden, ist damit freilich nicht geklärt.

Von ganz anderer Seite kam nach Verschwinden der Seuche in Zaire Ende Mai 1995 die Nachricht über einen vierten Ebola-Virus nämlich aus dem Institut Pasteur in Paris. Den dortigen Wissenschaftlern war es gelungen, Affenzellkulturen mit dem infizierten Blut einer schweizerischen Tierverhaltensforscherin zu füttern und anschließend zu analysieren. Die Wissenschaftlerin hatte sich im Herbst 1994 bei Feldforschungen über Affen im Tai-Nationalpark bei einem toten Schimpansen angesteckt. Im November waren 14 Affen an inneren Blutungen qualvoll verendet. Nach der Autopsie erkrankte die Schweizerin an einem fiebrigen Infekt. Da sich Durchfälle und Hautausschläge nicht besserten, wurde sie in die Schweiz gebracht, wo die Patientin sich dann erholte. Ihr Blut brachte letztlich den vierten Ebola-Erreger ans Licht. Im Blut von Kontaktpersonen fand man dagegen keine Antikörper. Wie bei Ebola-Reston waren die Affen Opfer des Virus. Daher scheiden sie als eigentlicher Zwischenwirt aus, den das Virus als ständigen Vermehrungsort anzapfen kann. Immer noch ist der natürliche Wirt der scheinbar weitverzweigten Ebola-Gruppe nicht bekannt. An der Elfenbeinküste wird jetzt intensiv nach blutsaugenden Insekten gefahndet.

IV. Der Mensch schärft seine Waffen

Ein Szenarium wie in einem Horrorfilm: Sich schwerfällig vortastend und wachsam nach allen Seiten spähen die Pioniere durch das gläserne Gesichtsfeld ihres Schutzanzuges. Die aufgeblähte Astronautenkleidung leuchtet orangefarben im Dämmerlicht der unheimlichen Höhle. Nur wenig Tageslicht dringt durch den Höhleneingang. Der Raumanzug schirmt die Männer komplett gegen die Außenwelt ab. Batteriebetriebene Aggregate versorgen sie mit der nötigen Atemluft und beschallen ihre Ohren so, daß sie nichts weiter als ein monotones Gemisch aus Apparatgeräuschen und eigenem Atem hören. Überdruck im Raumanzug schützt gegen das Eindringen von Mikroben; falls auch nur mikrofeine Löcher entstünden, würde die hinausströmende Luft jeglichen Eintritt in den Anzug versperren. Ausgestattet wie Astronauten auf dem Mond stapft der Forschertrupp über getrockneten Elefantenkot weiter ins Innere der Höhle. Im Schein der Stablampen blitzen die Augen der Fledermäuse von der Decke. Grün schimmern die Exkremente der hundsköpfigen Flattertiere von den Felswänden. Der amerikanische Freilandvirologe Eugene Johnson und sein Team suchen den Killer Marburg. Mit dabei ist eine komplette virologische High-Tech-Ausrüstung, einschließlich Unmengen von Plastik-Kühlboxen und Stickstoff-Bottichen.

Diese Expedition ins unbekannte Reich der Viren fand 1988 am Elgon-Berg westlich des ostafrikanischen Rift-Tales statt. Minuziöse Vergleiche ergaben, daß sich hier, in der

Nähe der kenianischen Grenze zu Uganda, die Wege zweier Opfer gekreuzt hatten. Ein französischer Techniker, der in einer kenianischen Zuckerfabrik arbeitete, hatte die Kitum-Höhle 1980 erforscht. Ein dänischer Junge auf Urlaub suchte sieben Jahre später in der Höhle nach Kristallen. Beide starben in der Folge eines gräßlichen Todes. Beide hatten sich aber in Begleitung einer weiteren Person befunden, die nicht erkrankte. Aus dieser Gegend, allerdings ein wenig weiter entfernt, stammten auch die Grünen Meerkatzen, die 1967 die Infektion nach Europa geschleppt hatten.

Johnson machte aus der Höhle einen Hochsicherheitstrakt. Hinein durfte man nur mit dem orangefarbenen Schutzanzug. Das normale Atmen in der Höhle böte jede Menge Gelegenheit für ein Virus, sich eincs neuen Wirts zu bemächtigen. Die batteriebetriebene Sauerstoffversorgung der Schutzkleidung sollte die nicht einmal ein Tausendstel Millimeter kleine Zellschicht, die Luft und Blut in den Atemorganen trennt, schützend vergrößern. Die sechs Stunden reichende Sauerstoffversorgung schützte die Virologen vor der Infektion.

Vor der Höhle richtete Johnson eine Grauzone ein, in der die Schutzanzüge nach sechs Stunden harter Arbeit in der Höhle desinfiziert wurden, bevor das Team sich der behindernden Kleidung entledigen konnte. Minutenlang rieselte Gift aus den chemischen Duschen, das die Mikroben auf dem Anzug abtötete. Erst nachdem die Männer sich komplett zwischen dem Gefahrenbereich und der Außenwelt umgezogen und geduscht hatten, konnten sie wieder ins normale Leben zurückkehren.

Die Forscher hatten keine Ahnung, wo das Marburg-Virus sich versteckte. Weil es so tödlich ist, muß es wie die anderen Auslöser des hämorrhagischen Fiebers und das Aids-Virus die Artgrenzen übersprungen haben. Denn mit der Ausrottung seines natürlichen Wirts würde ein Virus sich zwangsläufig zum Tode verurteilen. Etwas mußte also das Zusammenspiel der Tier- und Mikrobenwelt gestört haben.

Die Wissenschaftler gingen davon aus, daß der Erreger in der Kitum-Höhle von seinem ursprünglichen Wirt auf einen Wirt anderer Art übergesprungen sein könnte. Doch wie verlief der Übertragungsweg? Befand sich das Virus in Exkrementen von Elefanten oder Fledermäusen? Wartete es in Spinnen auf seine nächsten Opfer? Oder war es Gast im Blut einer der vielen anderen Tierarten, die hier herumstreunten? Nistete es etwa in Leoparden, die bei der Höhle auf Antilopen, Wasserböcke und Paviane lauerten, oder in den Ginsterkatzen, die sich von Ratten, Spitzmäusen und den murmeltierähnlichen Klippschliefern ernährten?

Die Freilandforscher versuchten, die Fragen planmäßig zu klären. Als erstes schleppten sie eine Menge Meerschweinchen und Affen in die Höhle. Sie stellten deren Käfige an verschiedenen Winkeln auf und umspannten sie mit elektrischen Drähten. Kein Leopard sollte die Versuchstiere angreifen können. Sie waren die Lockvögel für einen ungleich kleineren, aber ebenso gefährlichen Angreifer. Das Killer-Virus sollte sie überfallen. Antikörper im Blut, Fieber und Tod würden, so das Kalkül, den viralen Überfall später anzeigen.

Sobald die mitgebrachten Tiere in der Höhle verteilt waren, gingen die Forscher in ihren Schutzanzügen auf die Jagd. Mit Lichtfallen stellten sie den Mücken und ihren Verwandten nach. Auf Klebeband erbeuteten sie Wanzen, Käfer und andere Krabbeltiere. Zecken lockten sie mit Kohlendioxid aus Felsritzen und Spalten. Sie töteten Vögel, Fledermäuse, Ratten und Klippschliefer, deren Blut und Gewebe sie in Bottichen voll dampfenden Stickstoffs einfroren. Allein 50000 Insekten kamen auf diese Weise zusammen. Hunderte von anderen wildlebenden Tieren mußten ihr Leben für die Marburg-Forschung lassen, ganz zu schweigen von den Versuchstieren. Das Zelt zwischen Höhle und Grauzone, in dem die Männer ihr Werk verrichteten, glich einem Schlachthaus.

Drei Wochen lang dauerte das Gemetzel der Forscher – unter dem Gespött der Einheimischen. Diese machten sich lustig über den heiligen Ernst und die Aufregung der Weißen um dieses eine Virus. Aus ihrer Perspektive hatten sie recht. Was wäre gewonnen, wenn die verbissenen Fahnder tatsächlich das fanden, was sie suchten? Es gab viele andere Krankheiten, an denen erheblich mehr Menschen starben. Die Abgesandten der Ersten Welt konnten auf solche Fragen nicht viel erwidern, wußten sie doch, daß die Krankheiten, denen man in Afrika meistens erlag, keine medizinisch-technischen Probleme darstellten. Sollten sie vom Forscherehrgeiz erzählen oder von der Hysterie der Menschen in den Industrienationen, welche die Fernsehzuschauer und Zeitungsleser immer dann befällt, wenn etwas Bedrohliches, Unerklärliches und Nichtbeherrschbares auftritt?

Die Forscher schwiegen und gingen in die Vereinigten Staaten zurück, ohne sich zu rechtfertigen. Sie ahnten, daß sie den Killer nicht in Stickstoff eingefangen hatten. Die Expedition in den Urwald erwies sich als vergeblich, sie kehrten mit leeren Händen heim. In Zaire hatten die Kollegen vom CDC 1976 mehr als 500 Dörfer auf der Spur von Ebola durchgekämmt und waren wenigstens mit Proben des Killers heimgekehrt.

Zwischen ihren abenteuerlichen Einsätzen absolvieren die Fahnder langweilige »Trockenübungen« in Labors und an Schreibtischen. Diese führt Eugene Johnson vom militärischen Forschungsinstitut für Infektionen in Fort Detrick, Maryland, genauso wie seine zivilen Kollegen im CDC aus Atlanta durch. Anschließend schauen sie auf Computermonitore, vergleichen wieder und wieder endlos lang erscheinende Zahlenreihen und erstellen mit buchhalterischer Akribie Tabellen: Röteln in diesem Bundesstaat, Mumps in jenem und Masern im nächsten. Durch solch einen gewissenhaften Vergleich von Daten ist auch Aids 1981 als neue Krankheit dingfest gemacht worden. Zahlenvergleiche und andere intellektuell wenig reizvolle Fleißarbeiten dienen zur Überwachung des landes- oder weltweiten Krankheitsgeschehens. Sie geben wie bei der erworbenen Immunschwäche frühzeitig Hinweise auf Veränderungen. Auf dieser Grundlage kann dann nach Ursachen gefahndet werden.

Gefährliche Viren werden im hermetisch abgeschlossenen Hochsicherheitslabor erforscht. Im CDC ist das ganze todbringende Arsenal des Schreckens archiviert. Ebola und der Erreger des Lassa-Fiebers fristen hier ihr Dasein, die Varianten des HIV sind dort gelagert wie auch eine der beiden letzten Proben des Pocken-Virus. Außerdem ruhen im CDC tiefgefrorene Zeugen früherer Epidemien, wie z. B. einige Grippe-Erreger. Zeugnisse vergangener Infektionen sind in zahlreichen Sammlungen von Blutplasma aufbewahrt. So läßt sich später die Ausbreitung einer Massenerkrankung zurückverfolgen beziehungsweise können neue Krankheiten möglichst rasch erkannt werden. Vor allem aber liefern die Proben Material für Forschungen der Seuchendetektive zum Schutz der menschlichen Gesundheit. In Deutschland verfügen das Bernhard-Nocht-Institut in Hamburg und das Hygiene-Institut der Universität Marburg über Sicherheitslabors für die Arbeit mit Viren. Dort werden die winzigen Erreger bis ins letzte erforscht, um sie möglicherweise mit ihren eigenen Waffen zu schlagen oder sie in den Dienst zum Kampf gegen Krankheiten zu stellen.

Trotz aller internationalen Anstrengungen, Viren zurückzudrängen, tauchten etliche neue gleichsam aus dem Nichts auf: HIV, Ebola und Marburg, die zahlreichen tropischen Arbo-Viren mit so fremden Namen wie Junin, Oropouche oder Machupo. Virusforschern zufolge hat sie der Mensch selbst gerufen, indem er das ökologische Gleichgewicht des Planeten durcheinanderbrachte. Im brasilianischen Belem waren es die liegengelassenen Kokosnußschalen, in den Vereinigten Staaten alte Autoreifen, die den idealen Nährboden für den Überträger bildeten. Alle Versuche, die unheilvolle Kette zwischen stehenden Gewässern, brütenden Moskitos und infizierten Menschen zu zerbrechen, schlugen bislang fehl. Gegen das Kontaktgift DDT, mit dem man in den sechziger und siebziger Jahren versuchte, Insekten zu vergiften,

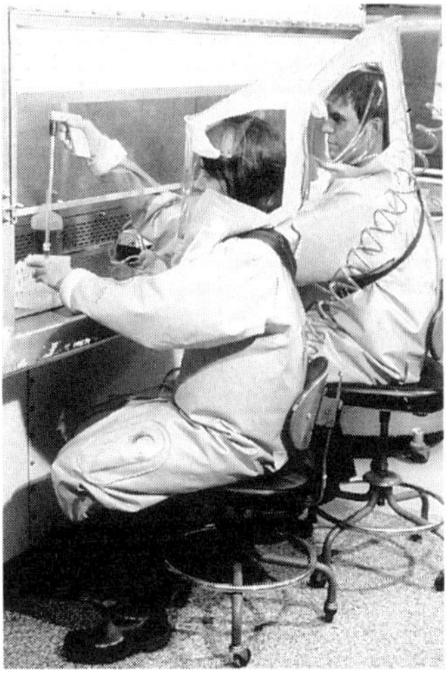

Forschung im Hochsicherheitstrakt: Wissenschaftler des CDC arbeiten mit dem Ebola-Virus.

wurden die natürlichen Wirte der gefährlichen Mikroben inzwischen unempfindlich.

Immer mehr Naturwissenschaftler und Ärzte mahnen, der Mensch schaffe sich die Bedingungen für die nächsten Virusattacken selbst. Mehrfachnutzungen von Spritzen in der Drogenszene, urbane Promiskuität, massenhafte Fernreisen ohne ausreichenden Impfschutz, vor allem aber Sextourismus und sogar die Verwendung von Blutprodukten bereiten den Viren in Industrieländern neue Ausbreitungswege. In den Metropolen der dritten Welt sind Verelendung, Unterernährung und Verslumung die idealen Voraussetzungen für die einfallsreiche Mikrobenwelt, aus ihren gewohnten Lebensumständen auszubrechen.

Längst sind die Erreger nicht mehr auf alte Handelswege angewiesen. Die Keime rückten jahrtausendelang entlang der Weihrauch- und Seidenstraße vor, sie benutzten die Elfenbein- und Gewürzroute, oder sie kamen im Galopp mit den mongolischen Horden oder segelten mit den wagemutigen

Eroberern. Im Vergleich zu den Bedingungen, die der Mensch ihnen heute zur Verfügung stellt, mußten sie damals allerdings im Schneckentempo reisen. Das weltumspannende Luftverkehrsnetz kann Erreger binnen eines Tages aus dem letzten Winkel der Erde in die Zentren der Ersten Welt bringen. Die »Flughafen-Malaria« im Umkreis der interkontinentalen Landebahnen hat zur Genüge bewiesen, daß die routinemäßigen Kabinendesinfektionen gelegentlich Schlupflöcher für Mikroben und ihre Wirte lassen.

Indirekte Umgestaltungen ergänzen die direkten Eingriffe in die Natur, die dem Feind im Innern zu neuen Wirkungsfeldern verhelfen. Eine geringfügige Temperaturverschiebung auf der Erde kann die Lebensgewohnheiten der potentiellen Virusüberträger ändern. Insekten und Nagetiere haben sich im Laufe der Evolution als anpassungsfähig erwiesen. Wenn sich die Temperatur auf der Erde erhöht, schwärmen die kälteempfindlichen Moskitos aus, etwa die Anopheles-Mücke oder die Aedes-Mücke. Anopheles beherbergt das malariaauslösende Plasmodium (Sporentierchen), Aedes trägt die Erreger von Dengue- und Gelbfieber in sich. Solche vorhersehbaren Ausweitungen der Insekten-Lebensräume könnten die Malaria nach Deutschland zurückbringen oder in diesen Breitengraden bislang nicht vorkommende Keime verbreiten. Nicht vorhersagen kann man aber, welche Folgen Wind- und Strömungsänderungen haben werden oder wie die Natur auf eine verstärkte ultraviolette Strahlung, einen höheren Meeresspiegel oder eine globale Neuverteilung der Niederschläge reagiert. Daß sich das Klima ändern wird, sagen die Meteorologen, sei allerdings mehr als wahrscheinlich. Für den Kenner der Mikrobenwelt, den amerikanischen Mikrobiologen und Nobelpreisträger Joshua Lederberg, ist folgendes sicher: »Die nächste Katastrophe kommt bestimmt.«

Die Anpassungsfähigkeit der krankheitserregenden Winzlinge beschränkt sich nicht allein auf die Verbreitung und die Wahl des Wirts. Mikroben sind fähig, die DNA ihrer toten

Artgenossen zu plündern oder über Hefepilze und Pflanzen, selbst im menschlichen Wirt, Gene auszutauschen. Die fleischfressenden Killerbakterien von Gloucestershire, die im Sommer 1994 die Sensationspresse in Atem hielten, und die Kühe an der Rinderseuche BSE verenden ließen, verdankten ihre extreme Gefährlichkeit dem Erbgut von Viren. Die normalerweise bestens durch Penicillin kontrollierbare Bakterie konnte sich dank des Virusgens mehrere Zentimeter pro Stunde durchs Gewebe fressen. Solche zufälligen Einzelereignisse gab es in der Geschichte schon immer. Sie werden auch wieder geschehen.

Doch gleichzeitig schärft der Mensch seine Waffen im Kampf gegen die tödlichen Keime. Die Arbeit in den Viren-Forschungszentren und Hochsicherheitslabors ist nur eine der Waffenschmieden. Längst gelang es den Wissenschaftlern, der jahrtausendealten Verbindung zwischen Mensch und Virus die einseitige Prägung von Krankheit und Tod zu nehmen. Eindrucksvoll wurde das durch die erste Pockenschutzimpfung 1798 und die Ausrottung des Erregers im Jahre 1979 bewiesen. 1985 schaute die Biomedizin der Natur die Polymerase-Kettenreaktion ab, ein Verfahren, welches das Erbmaterial der Zellen binnen Stunden milliardenfach vermehren kann. Es ahmt den natürlichen Vorgang der Verdopplung von Erbteilchen mit Hilfe eines bakteriellen Enzyms, der Polymerase, nach. Mit dieser vielseitigen »Genkopiermaschine« studieren die Forscher den Verlauf von Infektionen. Mikrobiologen haben mit ihr Testbestecke für die Diagnose verschiedener Krankheitserreger entwickelt. Entsprechende Tests gibt es für die Aids-Viren, die Erreger von Hepatitis B und C und die Leukämie-Viren HTLV-1 und HTLV-2. Jetzt lassen sich diese Erreger vor Ausbruch der Krankheit nachweisen.

Das Arsenal des Kampfes gegen schädliche Mikroben ist mittlerweile durch eine neue Waffengattung ergänzt: Viren als Söldner gegen ihre eigene Gattung, Bakterien und Krebs. Mit dem gentechnisch hergestellten Impfstoff gegen Hepatitis B entwickelte die molekulare Medizin in den achtziger Jahren eine vierphasige Routinestrategie gegen Viren:

1. Das Virus-Erbgut entschlüsseln,
2. die Moleküle (Schlüssel) auf der Virusoberfläche aufspüren, die das Immunsystem erkennen kann,
3. diese Schlüssel gentechnisch schneidern,
4. diese künstlichen Hülleiweiße impfen, um mit den Viren-Attrappen die Immunantwort auszulösen.

Damit kann man die antikörperproduzierenden B-Zellen mit Hilfe von Epstein-Barr-Viren in Zellkulturen verändern, so daß sie sich massenhaft vermehren. Die von den B-Zellen produzierten Antikörper verstärken das Immunsystem von außen. Wenn die besondere Beziehung zwischen Wirt und seinem Parasiten bis in die letzten Verästelungen bekannt ist, kann das virusvernichtende Waffenlager noch verfeinerter und zielgerichteter eingesetzt werden. Die Virologen und Medikamentenforscher arbeiten derzeit daran.

Da Bakterien Resistenzen gegen Antibiotika entwickelt haben, suchen Immunologen einen anderen Weg, bakterienverursachte Krankheiten wie Bronchitis, Lungenentzündungen, Ruhr- oder Harnweginfektionen zu bekämpfen. Daß Bakteriophagen immer nur bestimmte Bakterien fressen, macht diese Virus-Art zu einem nützlichen Helfer. Die Wissenschaftler setzen die Viren gezielt auf die Krankheitserreger im Körper an. Prompt machen die Bakterienfresser ihre Wirte unschädlich. Da die Bakteriophagen spezialisiert sind, besteht keine Gefahr, daß sie sich gegen nützliche Bakterien im Körper richten.

Viel versprechen sich die Forscher davon, das menschliche Immunsystem bis in die letzten Winkel hinein zu durchleuchten. Erst Anfang der neunziger Jahre gelang es, die einzelnen Kämpfer der menschlichen Selbstverteidigung miteinander in Beziehung zu bringen. Bis zum vollständigen Verstehen des Geschehens in unserem Körper wird noch viel Zeit vergehen. Obwohl man die Funktion der Freßzellen und der T- und B-Zellen grob kennt, befinden sich die Mikrobiologen erst am Beginn, die komplette Sprache der Immunabwehr zu entschlüsseln. Es handelt sich hierbei um chemische Signale und Befehle. Jede Zelle des Immunsystems empfängt und überträgt eine gewaltige Menge an Informationen. Ankündigungen, Befehle, Gegenbefehle sind, was Ort und Zeit der Botschaft und ihre Art angeht, von höchster Genauigkeit. Diese Exaktheit macht es im Moment noch schwieriger, gezielt in den Prozeß einzugreifen.

Je besser die Funktionsweise der menschlichen Selbstverteidigung bekannt ist, desto effektiver kann der Mensch den Kampf des Immunsystems in dessen eigener Sprache unterstützen, etwa, indem er die Befehle nachahmt. Gegenwärtig werden Interferon, Interleukin, Tumornekrosefaktor und das Immundefizienz-Virus supprimierende Lymphokin (ISL) erforscht. Die Gentechnik ermöglicht dieses Vorgehen. Mit der »Tomoffel«, einer Kreuzung aus Tomate und Kartoffel, deutete dieser Forschungszweig in den achtziger Jahren seine Fähigkeiten öffentlich an. Horrorvisionen vom manipulierten Menschen und – realistischer – die Furcht, daß der Mensch sich mit der Manipulation der Bausteine des Lebens eine Macht angeeignet hat, die in den Händen gewissenloser Zeitgenossen Entsetzliches anrichten könnte, setzten ein. Doch krebs- und aidsbekämpfende Gen-Medizin, aber auch plastikfressende Bakterien und gentechnisch hergestellte Hormone wie das Insulin sind Zeugen für die andere, die hilfreiche Seite der Gentechnik.

Die bakterienfressenden Viren schleusen bereits routinemäßig fremde Gene in Bakterien. Der Produktionsapparat des Virenwirts stellt daraus bestimmte Eiweiße her, die als Medikament eingesetzt werden. Noch mehr versprechen sich jedoch die Forscher vom Einsatz ungefährlicher oder ihrer Gefährlichkeit beraubter menschenspezifischer Viren. Sie werden als Vehikel für Gene und Wirkstoffe benutzt, die ihre Fracht exakt dorthin bringen, wo sie gebraucht werden. Durch Retro-Viren will man Erbkranken die nötigen Gene in fehlerhafte Zellen bringen lassen, um auf diese Weise den Mangel zu beheben. Patienten mit der manchmal tödlich verlaufenden Sichelzellanämie (Erkrankung der roten Blutkörperchen) könnten die fehlenden Gene eingespritzt bekommen, die für den Transport des Sauerstoffs in den Blutkörperchen zuständig sind. Im Tierversuch benutzte man Viren bereits als Schutzschild, indem man Parvo-Viren verwendete, die ein fremdes Gen tragen. Dieses nahm man als Marker für ein viren- und deshalb krebsvernichtendes Medikament.

Seit geraumer Zeit ist der Kampf zwischen Mensch und Mikrobe unentschieden. Die Forschung arbeitet auf Hochtouren, diese Situation angesichts von Umweltgiften, Urwaldrodungen, Staudammbauten, Verstädterung, Tierhandel, Flugverkehr und Kriegen zugunsten des Menschen zu halten und auszubauen. Bis ein neues Killer-Virus im Regenwald aufgestöbert wird, stehen die Chancen des Menschen im Wettlauf mit der Mikrobenwelt nicht schlecht. Soll der Kampf gegen die Viren Erfolg haben, muß die hochtechnisierte Forschung den Entwicklungsländern zur Verfügung gestellt werden. Es ist nicht nur ein Gebot der Menschlichkeit, die wissenschaftlich geschmiedeten Waffen auch den Armen zur Verfügung zu stellen. Das Beispiel der Pocken-Viren-Vernichtung hat gezeigt, daß sich solche finanziellen Investitionen in die Gesundheit der Menschen in der dritten Welt für die reichen Nationen auszahlen. Die Industrieländer sparen Geld, wenn manche Schutzimpfungen nicht mehr nötig sind, weil gemeinsame Anstrengungen bestimmte Erreger ausgerottet haben.

Glossar

Aids Erworbene Immunschwäche, durch verschiedene Vertreter des Aids-Virus (HIV) verursacht. Das Virus greift die Immunzellen an und schwächt dadurch die körpereigene Abwehr. Der Patient stirbt nicht direkt durch Aids-Viren, sondern nach Zweitinfektionen.
Andocken Anheften des Virus an die Oberfläche der Zelle mittels Rezeptoren, die wie Schlüssel zu einem passenden Schloß gehören.
Antibiotika Arzneimittel, die das Wachstum von Bakterien hemmen oder die Mikroben töten, wie z. B. Penicillin.
Antigen Struktur, die das Immunsystem des Körpers als »fremd« erkennt und auf die es reagiert, indem es sich für deren Vernichtung mit Gedächtniszellen, Antikörpern und Botenstoffen rüstet.
Antigendrift Auftreten eines Virus in genetisch veränderter Form mit der Folge, daß das Immunsystem den Eindringling nicht mehr sofort als »fremd« erkennen kann.
Antigenshift Größere Veränderung im Oberflächenmerkmal des Virus. Beim Erreger der Grippe führt das veränderte Auftreten des Virus zu schweren Pandemien.
Antikörper Gezielter Abwehrstoff gegen einen Eindringling. Eiweißstoffe, die beim Kontakt von B-Zellen mit einem Fremdstoff gebildet werden, um diesen zu zerstören.
Arbo-Viren Großfamilie von RNA-Viren mit 600 Arten, davon sind etwa 100 als menschenangreifend bekannt. Dazu gehören Toga-, Faden- und Rhabdo-Viren. Die meisten Erreger gelangen durch Mückenstiche und Zeckenbisse ins menschliche Blut. Viele tropische Arten, z. B. Dengue, Ebola, Gelbfieber oder Lassa, lösen hämorrhagisches Fieber aus. Heimische Arten sind das FSME- und das Tollwut-Virus.
Blut-Hirn-Schranke Hüll- und Stützgewebe zwischen Blut und Hirnsubstanz, das die empfindlichen Nervenzellen vor schädlichen Stoffen schützt.

Burkitt-Lymphom Fast ausschließlich bei Kindern und Jugendlichen in den Tropen auftretende bösartige Lymphknotengeschwulst, meist im Gesicht oder am Hals. Epstein-Barr-Viren verursachen die Krebsart bei schlechtem Gesundheitszustand, etwa einer zusätzlichen Infektion wie Malaria.

B-Zellen Gedächtniszellen, die speziell bestimmte Angreifer eliminieren. Diese weißen Blutkörperchen (Lymphozyten) werden durch Schutzimpfungen oder in vorangegangenen Infektionen gebildet. Wie die T-Zellen erkennen sie mit ihren Oberflächen-Rezeptoren fremde Stoffe (Antigene). Daraufhin produzieren sie Antikörper (Immunglobuline). Das sind chemische Waffen, die sich gezielt an den Eindringling binden und ihn damit für andere weiße Blutzellen als zu vernichtenden Eindringling präsentieren.

CDC Centers of Disease Control and Prevention in Atlanta, Georgia, Vereinigte Staaten. Die amerikanischen Forschungseinrichtungen und Seuchenbehörden sammeln Daten über Krankheiten. Zu ihren Aufgaben gehören das frühzeitige Erkennen und Eindämmen von Massenerkrankungen.

CD4-Rezeptor Schlüssel oder Erkennungsorgan auf der Oberfläche von T-Helferzellen, die deshalb auch CD4-Zellen genannt werden.

Dengue-Fieber Durch Aedes-Mückenstiche übertragene fieberhafte Infektion, ausgelöst durch das Dengue-Virus (aus der Toga-Familie). Es gehört zu den häufigsten Reise-Infektionen, die aus Südostasien, Mittel- und Südamerika, Ostafrika und Australien mitgebracht werden. Zu seinen schweren Verlaufsformen gehört das hämorrhagische Fieber.

DNA Desoxyribonukleinsäure, Träger der Erbinformation aller Lebewesen. Nur bei einigen Viren liegt die Erbinformation in RNA-Form vor. Sie besteht aus vier Bausteintypen. Das sind Aminosäuren, deren Reihenfolge die Erbinformation ausmacht.

DNA-Tumor-Viren Gruppe der DNA-haltigen Viren, die

im Experiment mit Zellkulturen oder unter natürlichen Bedingungen Krebs erzeugen können. Sie kommen in verschiedenen Virus-Familien vor: Adeno (beim Menschen nur in Zellkulturen), Hepadna, Herpes, Papova, Pocken.

DNA-Viren Erreger, die einzel- oder doppelsträngige DNA als Erbinformation haben. Die Virologen teilen Viren nach DNA- und RNA-Viren ein.

Elektronenmikroskop Hochauflösendes zentrales Hilfsmittel der Virusforscher, das die winzigen Erreger in den dreißiger Jahren zum ersten Mal sichtbar machte. Die Viren werden durch Ablenkung der Elektronenstrahlen mehrere hunderttausendmal vergrößert.

Enzym Spezielles, von lebenden Zellen gebildetes Eiweiß, das biochemische Vorgänge ermöglicht oder beschleunigt. Diese Fermente sind die zentralen Beteiligten aller Stoffwechselvorgänge.

Epidemie Auch Seuche genannt, vorübergehende, stärkere Ausbreitung einer Ansteckungskrankheit. Betrifft die Massenerkrankung mehrere Länder, spricht man von Pandemie.

Epidemiologie Wissenschaft von der Entstehung und Verbreitung übertragbarer Krankheiten.

Epstein-Barr-Virus Gehört zur Familie der Herpes-Viren. Auslöser des Pfeifferschen Drüsenfiebers und der vor allem in Afrika vertretenen Krebsart Burkitt-Lymphom sowie der B-Zell-Leukämie. 90 Prozent der Weltbevölkerung tragen diesen Erreger in sich.

Filtrat Fester Teil eines durch einen Filter gegebenen Stoffes. Durch Filtrierung erfuhren die Wissenschaftler zum ersten Mal von der Existenz der Viren.

Freßzellen Gehören zur ersten Verteidigungslinie des menschlichen Immunsystems und sind eine Art Müllabfuhr. Sie patrouillieren im Blut und fressen Viren, Bakterien und Pilze, aber auch altes Zellmaterial. Die Fachwissenschaft nennt sie Makrophagen.

FSME Frühsommer-Meningo-Enzephalitis, durch Zecken übertragene Hirnhautentzündung. Erreger ist das FSME-

Virus (aus der Toga-Familie), das in Süddeutschland, Österreich und Ungarn verbreitet ist.

Gedächtniszellen Weiße Blutkörperchen, die aufgrund von früheren Infektionen oder Schutzimpfungen gezielt gegen ein angreifendes Virus gebildet worden sind. Das »Gedächtnis« ist der spezifische Schlüssel, mit dem der Feind erkannt und vernichtet werden kann. Sie machen den Organismus immun gegen eine erneute Infektion. Es gibt zwei Arten, die B- und die T-Zellen.

Gelbfieber Durch die Aedes-Mücke übertragene in tropischen Regionen Afrikas und Südamerikas verbreitete Infektion durch das Gelbfieber-Virus (aus der Toga-Familie). Schwere Verlaufsform ist das hämorrhagische Fieber. Für Reisende in Gelbfiebergebiete ist eine Schutzimpfung angeraten.

Gen Kleinste unteilbare, zur Verdopplung fähige Einheit der Erbinformation.

Genforschung Wissenschaftliches Teilgebiet der Genetik, der Erforschung des menschlichen Erbgutes. Die Mikrobiologen erhoffen sich von der Kenntnis der Gene und ihres Zusammenspiels neue Wege für Diagnose und Therapie von Krankheiten, insbesondere von Krebs.

Gentherapie Behandlungsform, die durch Veränderung der Gene Heilung oder Besserung erzielen soll.

Gürtelrose Durch Herpes-Varizella-Zoster hervorgerufene bläschenbildende, schmerzhafte Zweiterkrankung nach einer Windpockeninfektion. Das Herpes-Virus hält sich vorher jahrelang im Körper versteckt, ehe es meist im Alter abermals zuschlägt.

Hämorrhagisches Fieber Akute Infektion, auch Zerreißungsfieber genannt. Zum Teil hohes Fieber, in dessen Verlauf Gefäße platzen. Es äußert sich in Nasen- oder Darmbluten und blutigem Erbrechen, bei schlimmen Fällen in riesigen Blutergüssen, blutunterlaufenen Augen und Blutfluß aus allen Körperöffnungen.

Hepadna-Virus Familienbezeichnung für die Erreger von

chronischen Leberentzündungen bei Mensch und Tier. Prominenter Vertreter ist das Hepatitis-B-Virus, das durch Blut-zu-Blut-Kontakt übertragen wird.

Hepatitis Gelbsucht oder Leberentzündung, in deren Verlauf sich Augenweiß, Schleimhäute und Haut gelb färben, hervorgerufen durch Hepatitis-Viren, die ihrerseits zu verschiedenen Virusgattungen gehören.

Herpes-Virus Familie von Erregern, die sich nach der Infektion im Körper verstecken (Latenz). Herpes-simplex-Viren rufen Lippenbläschen hervor, die bei Streß auftreten. Herpes-genitalis-Viren verursachen schmerzhafte Bläschen in den Genitalien. Herpes-Varicella-Zoster-Viren erregen Windpocken und bei Zweitinfektion Gürtelrose. Epstein-Barr-Viren führen in diesen Breitengraden zum Pfeifferschen Drüsenfieber. Zytomegalie-Viren führen zu Zweitinfektionen bei immungeschwächten Personen.

Hülle Ausstattung mancher Viren. Sie besteht aus Fettsubstanzen und wird bei Eintritt in die Zelle aufgelöst, damit die Erbinformation des Virus freiliegt.

Immunglobuline Chemische Waffen, auch Antikörper genannt, die von Gedächtniszellen gebildet werden. Sie heften sich an fremde Zellen, so daß diese von den Mitstreitern als fremd erkannt und vernichtet werden können.

Immunisierung Prozeß, nach dem der Körper nicht mehr krankhaft auf eine Ansteckung reagiert, weil er Gedächtniszellen gegen bestimmte Erreger gebildet hat. Schutzimpfung und Überstehen einer Infektion führen zu diesem Zustand.

Impfung Konfrontation des Körpers mit abgeschwächten oder getöteten Keimen oder Keimbruchstücken. Sie soll die Immunantwort anregen, d. h., daraufhin sollen sich Gedächtniszellen bilden, damit der Körper gegen das Virus (oder die Bakterie) immun wird .

Inkubationszeit Zeit zwischen Ansteckung und Ausbruch der ersten Krankheitszeichen. Sie beträgt bei Aids durchschnittlich zehn Jahre, bei Schnupfen ein paar Tage.

Infektion Übertragung von Krankheitskeimen von einem Organismus auf einen anderen durch die Luft (Tröpfcheninfektion) oder Blut. Eintrittswege des Virus sind Atemtrakt, verletzte Haut oder Schleimhaut.

Influenza Grippe, hervorgerufen durch Grippe-Virus, nicht zu verwechseln mit dem leichteren grippalen Infekt, der von Adeno- und Schnupfen-Viren oder durch Bakterien ausgelöst wird.

Interferon Botenstoff aus Zuckereiweißen. Eine befallene Zelle sendet ihn aus und warnt damit andere Zellen. Den Nachbarzellen dient es als Schutzschild, es aktiviert die natürlichen Killerzellen.

Kaposi-Sarkom Vor dem Auftreten von Aids ein relativ seltener Hautkrebs. Typische Zweitinfektion bei Aids-Patienten.

Kinderkrankheiten Vorwiegend im Kindesalter auftretende Infektionen wie Diphterie, Keuchhusten und Scharlach (durch Bakterien verursacht) sowie virusbedingte Masern, Mumps, Röteln und die durch Viren hervorgerufene Scharlachform. Vor Infektionen schützen in Deutschland Routine-Schutzimpfungen.

Langerhanssche Zellen Freßzellen, die in der Unterhaut schädliche Keime vertilgen.

Latenz Zustand, währenddessen Viren zwar im Körper vorhanden sind, aber schlummern, also keine Krankheitszeichen verursachen.

Lebendimpfstoff Serum mit aktiven Viren, die abgeschwächt wurden. Dadurch sind die Viren langsamer und geben dem Immunsystem Zeit, den Fremdling zu identifizieren und Abwehrstoffe zu bilden.

Lymphknoten Kleine abwehrzellproduzierende Fabriken, die entlang der Lymphbahnen liegen. Hier entstehen die T-Killerzellen.

Lymphsystem Gegenstück vom Blutkreislauf, dessen Gefäße überall dort sind, wo sich auch Venen und Arterien befinden.

Lyssa-Virus Auch Rabies-Virus genannt, aus der Familie der Rhabdo-Viren. Der Erreger der tödlichen Tollwut gehört zur Großfamilie der Arbo-Viren.

Masern Viruserkrankung, durch Masern-Viren (Morbilli) hervorgerufen. Am charakteristischen Hautausschlag erkennbare Kinderkrankheit.

Molekül Kleinste Einheit einer chemischen Verbindung, die noch die charakteristischen Merkmale dieser Verbindung hat.

Mumps Auch Ziegenpeter genannte Kinderkrankheit, bei der Mumps-Viren die Speicheldrüsen anschwellen lassen.

Mutation Veränderung des Erbmaterials.

Nukleosid Baustein der Nukleinsäure. Verbindung zwischen einer Pentose und einer Base, die durch Zufügen einer Phosphatgruppe zum Nukleosid wird und damit in die Nukleinsäurekette (Erbinformation) eingebaut wird.

Oberflächenmerkmale Spezifische, »individuelle« Struktur an der Oberfläche (Membran) einer Zelle, an der diese von der körpereigenen Abwehr erkannt werden kann.

Onkogen Gen in der DNA, das die Zelle zum unkontrollierten Wachstum treibt. Es wird in gesunden Zellen durch Tumorsuppressoren in Schach gehalten.

Papillom-Viren Gruppe von etwa 100 verschiedenen Viren. Einige lösen harmlose Warzen aus, andere können Krebs erregen, wenn sie lange im Körper sind und weitere krebsauslösende Faktoren hinzukommen.

Pfeiffersches Drüsenfieber Auch Kußkrankheit (Mononucleosis infectiosa) genannt. Durch das Epstein-Barr-Virus hervorgerufene Lymphknotenschwellung am Hals, verbunden mit Fieber. An dem Fieber erkranken ältere Kinder und Jugendliche. Kleinkinder infizieren sich symptomlos.

Plasma Flüssiger Teil des Blutes oder der Zelle.

Polio Korrekt Poliomyelitis genannte spinale Kinderlähmung. Die akute durch den Polio-Erreger ausgelöste Viruserkrankung der grauen Rückenmarksubstanz ist in Deutschland meldepflichtig. Schwere Fälle führen zu Lähmungen und Verkrüppelungen.

Polymerase-Kettenreaktion Von der Natur abgeschaute gentechnische Methode zum Vervielfältigen eines zu untersuchenden Stoffes. Nachweismethode für das Vorhandensein und zur Identifizierung von Viren.

Quarantäne Die räumliche Absonderung von Infektionsverdächtigen, Absperrung eines Infektionsherdes von der Umgebung gegen Ausbreitung und Verschleppung von Seuchen.

Retro-Virus Aus der RNA-Virusfamilie. Das Virus bringt das ihrer Wirtszelle fehlende und zu seiner Vervielfältigung notwendige Enzym mit. Prominenter Vertreter ist das Aids-Virus.

Reverse Transkriptase Enzym, das die Retro-Viren mitbringen, um den Kopiervorgang von der einsträngigen RNA auf DNA zu gewährleisten. Den Wirtszellen fehlt dieses Enzym, das ein umgekehrtes Abschreiben der Erbinformation bewirkt.

Rezeptor Schlüssel oder Erkennungsorgan auf Zelloberflächen, an die sich Viren anheften.

Rhino-Virus Ein Erreger der Erkältungskrankheiten aus der Familie der Picorna-Viren. Typisches Symptom ist der Schnupfen (Rhinitis).

Schmierinfektion Auch Kontaktinfektion genannte Ansteckung durch Berühren eines infizierten Menschen oder kontaminierter Gegenstände, die durch Spucke, Eiter, Harn und Exkremente verschmiert sind (fäkal-oraler Übertragungsweg).

Serumhepatitis Durch Blutübertragung entstandene Leberentzündung.

Spikes Stacheln oder Noppen aus Zuckereiweißen, die auf der Virushülle hervorstehen. Sie sind oft die spezifischen Merkmale, an denen die Viren von der körpereigenen Abwehr erkannt werden können. Sie sind auch die Rezeptoren, mit denen das Virus am Zellmantel andocken kann.

Toga-Viren Erregerfamilie mit Mantel (Toga). Dazu gehören viele tropische Arbo-Viren sowie das Röteln-Virus.

Totimpfstoff Serum mit abgetöteten Keimen, die zwar eine Immunantwort auslösen, aber keine Krankheitszeichen. Das Abwehrsystem erkennt charakteristische Teile des Virus und bildet Abwehrstoffe.

Tröpfcheninfektion Durch Husten, Niesen, Schneuzen in mikrofeinen Tröpfchen über die Luft übertragene Ansteckung. Häufigster Übertragungsweg von Viren.

Tumor Abnormes Zellwachstum, das nicht immer gleichbedeutend mit tödlichem Krebs ist. Man unterscheidet gutartige (benigne), zum Beispiel Warzen, Leberflecke und bestimmte Zysten, und bösartige (maligne) Tumoren (Karzinome).

T-Zellen Nach dem Rezeptor auf ihrer Oberfläche auch CD4- oder CD8-Zellen genannt. Praktisch alle lebenden Zellen tragen an ihrer Oberfläche typische chemische Markierungen, Antigene genannt. Die T-Zellen erkennen fremde Antigene im Körper und melden das den B-Zellen, die daraufhin mit der Antikörperproduktion beginnen. Sie setzen auch die Bildung von T-Killerzellen, CD8-Zellen, in Gang.

T-Killerzellen Nach ihrem Erkennungsorgan auch CD8-Zellen genannt, werden nach Meldung der T-Helferzellen in Lymphknoten gebildet und wandern zum Infektionsort. Dort erkennen sie virusinfizierte Zellen und töten diese, ehe sich die Viren darin vermehren können.

T-Helferzellen Auch CD4-Zellen genannt, spezialisierte Gruppe der T-Zellen. Sobald sie Fremdes aufspüren, vermehren sie sich und fordern gleichzeitig durch chemische Signale (Interleukine) bei Freßzellen und anderen T-Zellen Verstärkung an. Dann verlassen sie den Ort in Richtung nächstgelegene Lymphknoten und bringen die Nachricht dorthin.

Virus Kleinster identifizierter Krankheitserreger. Das Virus ist ein auf bestimmte Wirtszellen spezialisierter Zellparasit. Es kann sich nur vermehren, indem es eine Wirtszelle überfällt und sie durch viele Tricks zwingt, seine Nachkommen zu produzieren.

Literaturverzeichnis

Bösel, Botho (Hrsg.): Praktikum des Infektions- und Impfschutzes. Berlin 1995.

Deutsches Grünes Kreuz (Hrsg.): Reisen und Gesundheit. Impfbestimmungen und Gesundheitsratschläge. Marburg 1995.

Dwyer, John: Krieg im Körper. Wie unser Immunsystem sich gegen Angreifer wehrt. Stuttgart 1994.

Ewald, Paul: Die Evolution der Virulenz. In: Spektrum der Wissenschaft, Heft 6, 1993.

Hamouda, Osamah (u.a.): Aids/HIV 1994. Bericht zur epidemiologischen Situation in der Bundesrepublik Deutschland zum 31. 12. 1994. Veröffentlicht vom Robert-Koch-Institut, Bundesinstitut für Infektionskrankheiten und nicht übertragbare Krankheiten, Berlin 1995.

Hirschel, Bernhard: Aids. Diagnose, Betreuung, Behandlung. Der Leitfaden für die Praxis. Bern 1992.

Kayser, Fritz (u. a.): Medizinische Mikrobiologie. Stuttgart 1993.

Le Guenno, Bernard: Neue Seuchen durch hämorrhagische Viren. In: Spektrum der Wissenschaft, Heft 8, 1995.

Levine, Arnold: Viren – Diebe, Mörder und Piraten. Heidelberg, Berlin, New York 1994.

Mizel, Steven B.; Jaret, Peter: Unser Immunsystem. Frankfurt, New York 1988.

Preston, Richard: Hot Zone. Tödliche Viren aus dem Regenwald. München 1990.

Schadewaldt, Hans (Hrsg.): Die Rückkehr der Seuchen. Ist die Medizin machtlos? Köln 1994.

Schwarz, Tino; Jäger, Gundula: Zur Bedeutung importierter viraler Infektionen. In: Deutsches Ärzteblatt, Heft 21, 1995.

Scott, Andrew: Zellpiraten. Die Geschichte der Viren. Basel 1990.
Vasold, Manfred: Pest, Not und schwere Plagen. Seuchen und Epidemien vom Mittelalter bis heute. München 1991.

Grafikverzeichnis

Bildnachweis
Archiv für Kunst und Geschichte, Berlin: Seite 60, 92, 94 (Honore Daumier), 99 (nach einer Zeichnung von O. Seitz)

dpa: Seite 91, 105, 127, 137, 149, 164

Photo AP: Seite 175